coleção primeiros passos 126

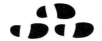

Danda Prado

O QUE É
ABORTO

editora brasiliense

Copyright © by Danda Prado, 1984

Nenhuma parte desta publicação pode ser gravada, armazenada em sistemas eletrônicos, fotocopiada, reproduzida por meios mecânicos ou outros quaisquer sem autorização prévia da editora.

1ª edição, 1984
2ª edição revista e atualizada, 2007

Consultoria técnica: *Dra. Luciana A. Nobile*
Coordenação editorial e de produção:*George Schlesinger*
Produção editorial e diagramação: *Patrícia Rocha*
Produção gráfica: *Thiago B. de Lima*
Revisão: *Dida Bessana*
Capa: *Victor Nosek*

Dados Internacionais de Catalogação na Publicação (CIP)
(Câmara Brasileira do Livro, SP, Brasil)

Prado, Danda
      O que é aborto / Danda Prado. -- 2. ed. rev. e atual. -- São Paulo : Brasiliense, 2007.
(Coleção primeiros passos ; 126)

     ISBN 978-85-11-00108-2

     1. Aborto 2. Aborto - Aspectos morais e éticos 3. Aborto - Aspectos religiosos 4. Aborto - Aspectos sociais 5. Aborto - Leis e legislação I. Título. II. Série.

07-2268   CDD- 301.5

Índices para catálogo sistemático:
1. Aborto : Aspectos sociais : Sociologia 301.5

editora brasiliense s.a.
Rua Airi, 22 – Tatuapé – CEP 03310-010 – São Paulo – SP – Brasil
Fone/Fax: (5511) 6198-1488
www.editorabrasiliense.com.br

livraria brasiliense s.a.
Av. Azevedo, 484 – Tatuapé – CEP 03308-000 – São Paulo – SP – Brasil
Fone/Fax: (5511) 6197-0054
livrariasbrasiliense@editorabrasiliense.com.br

Sumário

Aviso prévio 11
O que é o aborto? 13
Por que interromper a gravidez? 27
Em que consiste o aborto? 39
As leis do aborto 45
As religiões e o aborto 62
Demografia, movimentos sociais e aborto 72
Em poucas palavras 84
Indicações para leitura 87

Dedico este livro àquelas mulheres que assumem o direito de dispor de seus destinos, seja a que preço for; entre elas, incluo minha mãe.

Forneceram dados e/ou colaboraram comigo:

Eunice Gutman: Reflexões, críticas, revisão do texto e sugestões.

Hildete Pereira de Melo: Pesquisa *Seqüelas do aborto – custos e implicações* (Fundação Carlos Chagas, mimeo., 1982).

Maria José de Lima: Relatórios e trabalhos (INAMPS – Fundação Getúlio Vargas, mimeo., 1981/82/83).

Teresa Cristina Nascimento e Souza: *O aborto na legislação brasileira*. Trabalho monográfico de bacharelado – Faculdade Cândido Mendes, mimeo., 1983.

Romy Medeiros da Fonseca: *Justiça Social e aborto*. Tese apresentada à IX Conferência Nacional da Ordem dos Advogados do Brasil – Florianópolis, 1982.

Giovanna Machado: *Em defensa Del aborto em Venezuela*, obra publicada pela Editorial Ateneo, de Caracas, Venezuela, 1979.

Aviso prévio

Quando um tema social é muito controvertido, é comum ver o(a) escritor(a) alegar que aborda o assunto de forma objetiva e sem emoções tendenciosas. Devo, portanto, iniciar meu livro com uma confissão: não sou neutra. Estou mesmo longe da neutralidade. Alternei, durante minha vida, entre fases religiosas, agnósticas e materialísticas, identifiquei-me com correntes de pensamento e grupos políticos diversos, mas nunca me ocorreu conformar-me com a legislação e admitir que uma mulher não pudesse ter acesso à interrupção de uma gravidez não desejada.

Sempre achei humilhante e constrangedor fazê-lo de forma clandestina, sem opção pelo método, pelo médico ou pelo hospital, sofrendo pela ausência de anestesia, sem poder conversar a respeito com terceiros.

Sempre me revoltei contra a injustiça que força a grande maioria das mulheres a buscar essa solução com pessoa desqualificada, por falta de recursos ou ignorância.

Participei, como feminista, de ações a favor da descriminalização do aborto no Brasil.

Conheço, no entanto, pessoas sinceramente opostas à prática do aborto e, a meu modo, separo-as em dois grupos bem distintos. Um é o grupo daquelas fiéis às doutrinas religiosas que o proíbem, reconhecendo, porém, que a mulher tem o direito, em certas situações, de seguir sua própria consciência. Outro considera a livre prática do aborto uma instigação à "libertinagem", à irresponsabilidade, às relações sexuais não institucionalizadas, fator de desagregação da sociedade.

São pessoas "elitistas", que não confiam na capacidade de discernimento dos outros. Lembram aquelas que não concordavam com o direito de voto das mulheres e, ainda hoje, não confiam na capacidade dos analfabetos para escolherem seus governantes.

Esse meu engajamento pessoal na questão do aborto, no entanto, em nada vai alterar a fidedignidade das reflexões que desenvolvo a seguir. Minhas opiniões não se fundamentam em atitudes e fatos aleatórios, mas, sim, em uma seqüência coerente de dados e deduções, estando abertas a debate e questionamento.

O que é o aborto

A palavra aborto é hoje uma das palavras mais explosivas, mais carregadas de tabus e preconceitos de nossa linguagem cotidiana. Todos sabemos o que significa e, no entanto, se quatro pessoas se reunirem, é provável que tenham opiniões divergentes ou que surjam conflitos entre elas.

Proponho aqui desmontá-la e repensar tudo de novo pelo começo. Nada melhor então do que recorrer a definições encontradas em dicionários de origens diversas, já que se atribuiu a este imponente registro de palavras uma explicação objetiva, clara, isenta de tabus. Em espanhol, no *Dicionário Larousse* de 1950, encontraremos:

"*Abortar/aborto*: Parir antes de tiempo. No madurar las frutas. Desaparecer una enfermedad antes de adquirir su desarrollo normal. // Acción de abortar. Cosa abortada".

Em francês, no dicionário *Petit Robert* de 1970 (antes de ser votada a lei de 1974, que permitiu a interrupção da gravidez):

"Abortamento: Ação de abortar. Med: expulsão do feto antes do termo natural (mau sucesso) ou provocado. Vulg. interrupção provocada e clandestina de uma gravidez. O abortamento é punido por lei. Sartre: Um abortamento não é um infanticídio, é um assassinato metafísico".

Aqui no Brasil, em 2001, no *Dicionário Houaiss da língua portuguesa*:

"aborto/ô/ *s.m.* (1594cf.matriz) **1** MED ação ou efeito de abortar; abortamento **2** MED interrupção prematura de um processo mórbido ou natural **3** OBST feto prematuramente expelido **4** JUR descontinuação dolorosa da prenhez, com ou sem expulsão do feto, da qual resulta a morte do nascituro **5** *fig.* indivíduo disforme, monstro, monstrengo **6** *fig.* aquilo ou aquele que não obteve sucesso, que malogrou <*a peça é o a. de uma sátira*> **7** *fig.* trabalho ou produto imperfeito, defeituoso <*essa cadeira de três pernas é um a.*> **8** *fig.* qualquer coisa rara, anormal ou incomum <*esse arbusto retorcido é um a. da natureza*>
a. artificial OBST m.q. *ABORTO INDUZIDO* **a. contagioso** INFECT VET nome dado a várias doenças contagiosas ou infecciosas de animais domésticos, que se caracterizam pelo aborto **a. contagioso das vacas** INFECT VET m.q. *BRUCELOSE* **a. criminoso 1** JUR m.q. *ABORTICÍDIO* ('destruição') **2** MED o que é praticado ilegalmente **a. embriônico** OBST o que ocorre antes do quarto mês de gestação **a. epizoótico** INFECT VET m.q. *BRUCELOSE* **a. espontâneo** OBST o que ocorre naturalmente; aborto natural **a. fetal** OBST o que ocorre após o quarto mês de gestação **a. *honoris causa*** JUR m.q. *ABORTO HONROSO* **a. honroso** JUR aquele que, por motivo de honra, faz

cessar a gravidez que resultou de estupro; a. *honoris causa* **a. incompleto** OBST o que é sguido por retenção de placenta **a. induzido** OBST o que é intecionalmente provocado; aborto artificial **a. infeccioso** INFECT VET m.q. *BRUCELOSE* **a. infectado** OBST o que é seguido de infecção dos tecidos uterinos – cf. *aborto séptico* **a. natural** OBST m.q. *Aborto Espontâneo* **a. necessário** JUR aquele que é feito para salvar a vida da gestante **a. ovular** OBST o que ocorre dentro das três primeiras semanas de gestação **a. séptico** OBST tipo de aborto infectado em que a infecção se dissemina por todo o organismo cf. *aborto infectado* **a. terapêutico** OBST o que é induzido para salvar a vida da mãe * ETIM lat. *abortus,us* 'ação de abortar, aborto'; ver *ori-* SIN/VAR abaladura, aborção, amblose, desmancho, feticídio, móvito * HOM *aborto*(fl.abortar) * NOÇÃO de 'aborto', usar *antepôs*. Mil(a/o)"

Em inglês, no *Oxford Learner's Dictionnary* de 1978:

"Aborto: Expulsão (legal) do feto durante as primeiras 28 semanas da gravidez; o ato de provocar ou ajudar foi visto no passado como um crime na Grã-Bretanha".

Enquanto os leitores espanhóis são mantidos na mais absoluta ignorância e os brasileiros recebem uma carga tendenciosa, ingleses e franceses obtêm uma informação clara; e tudo isso em nome da "objetividade". É fácil imaginar, portanto, a carga de preconceitos inconscientes transmitida não pelos dicionários, mas pelos responsáveis de meios de comunicação social, por famílias, amigos, educadores ou membros de religiões diversas, que não reivindicam a "objetividade", mas sim obedecem abertamente a uma ideologia determinada, a costumes e tradições.

Abortamento é o termo correto, empregado nos meio médicos. Aborto é uma corruptela da palavra, de uso corrente, e a definição obstétrica do abortamento é: a perda de uma gravidez antes que o embrião e o posterior feto (até à 8ª semana diz-se embrião, a partir da 9ª semana, feto) seja potencialmente capaz de vida independente da mãe. Esta, aliás, é a definição mais objetiva.

Na maioria dos mamíferos esse período se estende mais ou menos até os primeiros dois terços da gravidez, e perdas subseqüentes a essa etapa são encaradas como nascimentos prematuros. Hoje, no entanto, a tecnologia conseguiu manter em desenvolvimento fora do útero fetos de até 25 semanas, com o emprego de aparelhagem extremamente sofisticada, mas são casos excepcionais que não podem servir de norma geral.

Ainda nessa linha experimental encontramos também os casos de fecundação *in vitro* (em proveta), isto é, pela manipulação do óvulo e do espermatozóide fora do organismo materno. Esses embriões, antes de seu reimplante num útero (seja o da própria mãe biológica, seja o de outra mulher), nem sempre subsistem no laboratório, e após o reimplante nem sempre chegam até o nascimento, interrompendo seu desenvolvimento.

Isto me leva a formular certas questões éticas, tais como:

– Quando um óvulo foi retirado do útero, deve-se considerar isto um aborto?

Não, porque ele não está fecundado pelo espermatozóide.

– E após o reimplante desse óvulo fecundado, se for eliminado pelo organismo, teremos um aborto espontâneo?

Tecnicamente, sim.

– E se o embrião obtido no laboratório cessar seu desenvolvimento, antes de seu reimplante, terei uma "morte"?

Isso já depende da legislação do país onde o fato de se der. Se for reconhecida uma vida humana a partir do momento da concepção, sim.

Prossigo com as hipóteses: os cientistas reimplantam diversos óvulos fecundados em cada tentativa para engravidar uma mulher, a fim de aumentar as probabilidades de acerto. É o que se denomina de técnica de fertilização *in vitro* (FIV). Geralmente implantam-se vários óvulos fecundados, o que tem determinado um aumento na incidência de gestação múltipla: gêmeos, trigêmeos etc. Não é raro ser noticiado na televisão ou em outros meios de comunicação o nascimento de quádruplos, quíntuplos ou sêxtuplos!

Para evitar a gestação de muitos conceptos, hoje existem regras quanto ao número de óvulos fecundados que devem ser implantados. E, em alguns países, quando muitos embriões "vingam", ou seja, quando muitos deles sobrevivem, alguns são "cientificamente" eliminados precocemente na vida intra-uterina. Essas medidas têm sido recomendadas pelo reconhecimento de que gestações múltiplas são de alto-risco, envolvem inúmeras complicações.

Se a Justiça considera um atentado à vida o aborto voluntário, por que não considera criminoso o cientista que obtém "seres vivos" sabendo de antemão que alta porcentagem deles vai "morrer"?

Porque o cientista sabe, assim como a mulher grávida, que ali naquele embrião há uma vida em potencial, mas ainda não há ser humano; e alguns países, reconhecendo como válido esse enfoque, estabelecem que os fetos abortados antes da 28ª semana podem ser incinerados ou sumariamente eliminados, mas a partir da 29ª semana um certificado de natimorto deve ser obtido das autoridades competentes. Nesses casos, o enterro ou a incineração deve ser acompanhado das mesmas medidas administrativas que para uma pessoa morta, adulta ou criança.

Abro um parêntese para uma observação sobre as religiões e os óvulos fecundados em proveta: aquelas doutrinas que afirmam ser o embrião já dotado de vida humana deveriam, para ser coerentes, batizar essas "almas" no laboratório antes de seu reimplante no útero, visto que este teria sido seu verdadeiro "nascimento", pois o segundo ocorreria meses depois, quando a mãe "desse à luz".

Acaso ou acidente? – eis a questão

É fácil compreender que para o cientista em seu laboratório surjam dúvidas e contradições de toda ordem. Deve responder sobre os limites éticos de suas experiências reprodutivas, o direito ou não de manipular expectativas de vida, as conseqüências psicológicas que recairão sobre o casal reprodutor e futuramente sobre o eventual nascituro.

É complexo e difícil, no entanto, compreender a problemática das mulheres diante de seu desejo ou sua recusa, ambíguos por vezes, de uma gravidez. Sabe-se que a maioria das mulheres enfrentam os obstáculos mais difíceis, os trabalhos mais árduos, em condições por vezes intoleráveis a um indivíduo qualquer, e permanecem grávidam, sustentam a gestação.

Outras, entretanto, estão sujeitas ao abortamento espontâneo, decorrente de causas externas ou internas (incluindo psicológicas), ou à combinação de fatores.

Sabemos que o útero elimina 15% dos óvulos fecundados sem que a mulher às vezes o perceba. Pequeno atraso menstrual ou maior fluxo sangüíneo na menstruação podem constituir na realidade um aborto natural.

Entre as causas externas, são inúmeros os motivos aos quais se atribuem interrupções da gravidez, como acidentes, movimentos bruscos, subir escadas, carregar peso, conduzir tratores, sofrer emoções violentas, ingerir substâncias tóxicas, além daquelas que os preconceitos, as crendices populares, as superstições acusam de provocar abortos.

É preciso reconhecer a existência de dois pesos e duas medidas para diagnosticar as causas do aborto. Com freqüência, se a mulher estiver executando tarefas não "femininas", trabalhando fora do lar, praticando esportes etc., será essa a causa imediatamente apontada pelo seu meio e até mesmo pelo médico, sendo ela aconselhada a limitar-se à vida de "dona-de-casa" para levar adiante sua gravidez. Isto é, a causa seria a infração à vida tradicional. Ora, a vida de "dona-de-casa" é uma palavra ambígua, que encobre uma realidade múltipla, penosa na maioria dos casos e, como tal, raramente denunciada pelos médicos. Nada tem de preservada ou protetora de acidentes em si, pois inclui carregar ao colo o bebê enquanto segura pela mão a criança de dois anos de idade, subir três ou quatro andares de escada ou uma íngreme ladeira na favela, levar trouxas de roupa na cabeça ou carregar ou descarregar carrinhos de feira, empregar produtos tóxicos na limpeza e dezena de outras atividades "do lar". É uma condição comparável a qualquer desempenho profissional.

Na realidade, há mulheres capazes de manter a gravidez diante de determinado fator, e abortar dois anos depois submetidas à mesma causa.

O que acontece é que a maioria das gestações que evoluem para abortamento espontâneo é decorrente de alterações genéticas, ou seja, os embriões têm malformações incompatíveis com a vida. Na grande maioria, as alterações genéticas, também designadas de aberrações cromossômicas, são de ocorrência aleatória e não costumam se repetir numa mesma pessoa, em gestação ulterior.

Até aqui estou me referindo às interrupções de gravidez ditas espontâneas, que em geral transcorrem sem que a própria mulher ou terceiros intervenham diretamente.

Mas, em verdade, como saber até que ponto certos fatores foram acidentais ou inconscientemente desejados e provocados? No Rio de Janeiro há uma maternidade onde os funcionários se referem à "enfermaria do tombo", tal o número de casos de mulheres que ali dão entrada com hemorragias e seqüelas de aborto alegando terem caído acidentalmente.

É muito difícil, às vezes quase impossível, mesmo ao(à) médico(a), distinguir o aborto provocado do espontâneo, inclusive quando houve intervenção de terceiros. Mais difícil ainda é distinguir entre o "tombo planejado" e o acidente ocasional. Há mulheres que deliberadamente tomam chá de ervas laxantes ou abortivas, atiram-se de escadas, carregam pesos excepcionais a fim de perder o feto sem recorrer a terceiros, e quando interrogadas afirmam nunca terem praticado um aborto. "Esquecem" essas tentativas, já que não foram testemunhadas, principalmente quando o atraso menstrual foi de poucas semanas e ninguém se inteirou dele.

Não desejar ter filhos é um comportamento depreciado pela nossa cultura, e essa norma está profundamente interiorizada em nosso inconsciente. Mais grave ainda, moralmente falando, é recusar a gravidez já instalada, o embrião concebido, mesmo que a mulher não tenha desejado uma criança naquele momento. Daí a dificuldade em obter informações corretas sobre a incidência dos abortos clandestinos.

Caso uma gravidez chegue a seu termo apesar de tentativas fracassadas de sua interrupção, a mulher em geral não confessará seu intento frustrado de aborto por medo de que a criança mais tarde se sinta rejeitada, por medo das críticas de seu meio.

É essa tênue distância entre o acaso e o acidente, entre a ação inconsciente e a deliberada, entre o desejo de ter um filho e a culpa por não tê-lo desejado naquele momento, que tornam o tema do aborto impregnado de tabus. Como pisar num terreno tão fluido e escorregadio, como enfrentar "culpas" reprimidas, como avivar lembranças felizmente esquecidas?

A quem pertence o feto?

Quase todas as culturas contemporâneas identificam os

indivíduos por sua mãe e seu pai. A partir do nascimento, o homem que registra oficialmente o bebê como filho tem direitos sobre essa criança, sendo que, conforme a legislação de seu país, em alguns a mãe nem é consultada. Em outros países, os mais liberais em relação às mulheres, o pai divide com a mãe as mais diversas decisões, como sobre a educação dos(as) filhos(as), a cidade de moradia, sua emancipação, seu casamento quando menores etc.

Certos países estendem o direito à paternidade desde a concepção – nestes, a mulher só pode recorrer a um aborto voluntário com o acordo do homem que supostamente a engravidou. Em outros, cabe a ela sozinha decidir, ainda que casada.

A mulher fica, portanto, arbitrariamente vinculada ao homem que a engravidou, mesmo contra sua vontade. A partir do momento em que o homem, após tomar conhecimento de ter gerado um embrião, deseja seu nascimento, surgem, para a mulher que recusa essa gravidez, conflitos e culpas.

Para evitar as contradições decorrentes de uma decisão unilateral, a mulher, com freqüência, recorre a métodos indiretos e dúbios visando a interromper sua gravidez longe de testemunhas conhecidas, mesmo quando em seu país essa intervenção é legal. Ela tenta assim evitar o sentimento de culpa e as críticas por desafiar o desejo dele, sentimento esse reforçado pela sociedade, principalmente se forem casados.

Em data recente a imprensa noticiava a atitude de um noivo no Rio de Janeiro – José, modesto mecânico, que denunciou a uma patrulha da Polícia Militar (PM) o endereço da clínica onde sua noiva estava se submetendo a um aborto. A noiva Lídia, estudante de poucos recursos, foi veementemente criticada por cronistas da grande imprensa do Rio por sua recusa ao apelo do noivo a desistir do aborto. Foi acusada de ter tacitamente consentido na gravidez, já que "se amaram sem preservativos".

Não havendo a intenção de gerar uma criança, onde está o mútuo consentimento? O que houve foi uma fatalidade, uma gravidez não intencional. Talvez a moça desejasse casar antes de ter filhos, ou talvez já não gostasse dele. Como ter certeza de que ele assumiria a criança depois de nascida, se não houve casamento? Chegaram a cobrar dela que levasse a termo a gravidez e abrisse mão do bebê em benefício do noivo, que o criaria. Como se durante os meses de gravidez e um parto ela não corresse risco de saúde e de vida; desconhecendo, por outro lado, que correr os riscos de saúde e de vida inerentes à gravidez e ao parto para vivenciar o desenvolvimento de uma criança é uma escolha bem diversa de corrê-los para dela abrir mão ao nascer.

Enquanto isso, José é valorizado como "homem de verdade" simplesmente porque desejou ter uma criança apesar da falta de garantias em relação aos meios para criá-la, em contraste com Lídia, que é criticada justamente por sua avaliação objetiva das circunstâncias de sua vida, por não confiar no "amor", por não ser leviana e imprudente como manda o figurino para uma moça bem "feminina".

Entramos aqui no âmago da questão do aborto. Será que a partir da concepção o corpo da mulher torna-se um mero objeto, uma incubadora para gestar uma nova vida?

Parece ser essa a filosofia dos países que incluem em

suas legislações sobre o direito ao aborto a exigência da autorização do marido para as mulheres casadas. Aqui mesmo no Brasil houve um projeto com essa cláusula sendo apresentado à Câmara Federal (PMDB – 1983). O matrimônio conferiria ao marido, segundo essas leis, a propriedade do corpo de sua mulher.

Não é a maternidade em si o objetivo dessas leis, mas sim a condição dessa maternidade. Assim como existem sanções para a mulher casada que se recusa a ter filhos, a moça solteira que engravida é ainda linchada e condenada em diversos países. No Brasil, a criança nascida fora do matrimônio, de um adultério, só nesta Constituição obteve direitos iguais a seus meio-irmãos(ãs), excetuando-se ainda aquela filha de ato incestuoso. Também o prestígio social dessas crianças era bastante reduzido se não fossem reconhecidas por um homem, fosse ele pai biológico ou social.

Não é, portanto, o sentimento amoroso pela vida da criança que está em causa, ou o desejo da mulher de ter um filho, mas sim a legitimidade dos parceiros sexuais. Concluindo, podemos afirmar que a mulher solteira, a quem é recusada a opção pelo aborto, também é penalizada pelo filho que tiver.

As telenovelas de sucesso incluem sempre em suas tramas casos de filhos ilegítimos ou dúvidas e suspeitas sobre a paternidade. Constituem-se em intrigas que emocionam os assistentes desde sempre. Antigamente, a mulher sabia quem era de fato o pai de seu filho ou então, quando nem mesmo ela podia ter certeza, poucos recursos existiam para uma confirmação. Baseava-se em características físicas ou tipagem sangüínea, que podiam ser compatíveis, mesmo quando o pai fosse outro. Mais uma vez os avanços da medicina genética, com o estudo do DNA, permitem assegurar a paternidade com quase cem por cento de certeza.

Estamos até aqui no terreno da lei, da ordem social vigente, mas há outro argumento ambíguo em defesa do direito do homem por decidir sobre o corpo da mulher, que é o amor, o afeto, o desejo de ser pai. Esses sentimentos são válidos e possíveis para ele após o nascimento de uma criança, mas é inadmissível que imponha a uma mulher um desejo que passe pelo corpo dela. Não poder gestar uma criança é uma fatalidade biológica inerente à condição masculina; supri-la reificando uma pessoa é inadmissível, o corpo é dela, não dele.

Acrescento o depoimento muito expressivo do sociólogo Carlos André, do Grupo de Pais Solteiros de São Paulo:

"Às vezes quando se discute o aborto o homem quando não é excluído por si próprio, levanta-se a falar tão-somente para defender o corpo feminino como um patrimônio próprio, com o intuito de se perpetuar numa espécie futura naquela sociedade em que vive.

Em particular a mim me parece que esse problema é não só da mulher, mas também do homem como companheiro, e nunca como senhor feudal. Sendo mais claro: não pode vir deste a decisão final, pois não será o seu corpo que sofrerá transformações e muito menos sua vida.

Tempos atrás minha companheira chegou à situação sobre a qual agora deponho, e sendo requisitado não houve qualquer confusão na minha cabeça sobre quem daria a palavra final: era ela; eu apenas podia dividir ou a gravidez ou o aborto com ela. Tinha já decidido não incorrer em erro anterior e forçá-la a aceitar uma gravidez como fizera antes, e praticamente assassinar a mulher que me deu sua vida em troca da única filha que hoje tenho. Então acho, afirmo com certeza hoje: que a descriminalização não é uma arbitrariedade contra o homem como muito machões colocam, ou não é um problema específico da mulher e tentam boicotar-lhes uma luta, quando deveriam ser companheiros de luta por uma sociedade igualitária".

Por que interromper a gravidez?

Tenho uma resposta na ponta da língua: ou uma mulher engravidou sem querer, ou mudou de idéia por circunstâncias pessoais e sociais no início da gravidez e não pode mais ter um(a) filho(a) naquele momento de sua vida.

Mas não posso excluir outras eventualidades, como o desejo puro e simples de verificar sua fertilidade. Às vezes a adolescente pode estar respondendo a um desafio do tipo: "Eu também posso ser mãe, sou fértil, logo sou adulta". Em outras mulheres é o desejo de provar a si próprias que são "normais", são mulheres, poderiam ter filhos caso o desejassem, apesar de mais velhas, de defeitos físicos que possuem etc. Essas atitudes refletem a valorização social da maternidade, e denunciam implicitamente a pressão psicológica nesse sentido existente sobre as mulheres desde seu nascimento. Brincam com bonecas em preparação ao amanhã, sem que os responsáveis à sua volta as preparem para um futuro sem filhos, como indivíduos simplesmente que devem contribuir para a riqueza coletiva e buscar sua realização de outras formas que não a maternidade.

Constatada sua fertilidade, recorrem ao aborto para interromper essa gravidez que nunca foi planejada visando à sua reprodução.

Além desses aspectos da questão, há ainda uma premissa fundamental a ser considerada com relação aos riscos de gravidez e uso de anticoncepcionais. Trata-se de analisar o tipo de sexualidade aceita e/ou valorizada em cada cultura.

Em nossa sociedade, que acompanha hoje a maioria dos países conhecidos de tradição patriarcal, dá-se enorme importância ao ato sexual fecundante (penetração do pênis na vagina e ejaculação subseqüente) nas relações entre homens e mulheres, com exclusão quase total ou desprestígio social de outras formas de atingir o orgasmo. Pelo contrário, qualquer comportamento sexual diferente é considerado ato complementar ao "ato principal" ou ato desviante, anormal, perverso etc. Essas designações pejorativas incluem o prazer encontrado na vivência sexual permanente ou ocasional entre pessoas do mesmo sexo (homo ou bissexualismo) e o auto-erotismo (masturbação, onanismo), taxados como insatisfatórios e com freqüência reprimidos e condenados.

"Todo ato carnal que não perpetue a espécie é um vício contra a natureza", dizia Tomás de Aquino na *Summa Teologica*. Conceito de séculos atrás que vigora ainda hoje, disfarçando em supervalorização de uma única forma de ato sexual, o coito vaginal, em detrimento de outras alternativas (contatos físicos orais, manuais).

O contato físico entre as pessoas é complexo e cheio de rituais. Cada gesto é codificado segundo a idade dos parceiros, seu sexo, as circunstâncias que os cercam, o grau de relacionamento familiar ou afetivo entre eles(as). Entre amigas o abraço é diferente do que entre amigos, com crianças pequenas admitem-se intimidades impossíveis com um(a) adolescente; roçar as pernas dentro de um ônibus pode ser um gesto ocasional, mas também um gesto de aproximação sexual, e a maioria das aproximações físicas entre homem e mulher adultos é encarada como eventual prelúdio amoroso; pode-se dizer que qualquer contato espanta, é suspeito.

Nesse sentido, é edificante olhar do alto de um edifício os pedestres numa rua urbana movimentada, e observar como seus corpos se contorcem desviando-se uns dos outros automaticamente. Adquirimos, ao longo da vida, uma armadura-radar que nos faz evitar o contato com terceiros quando andamos no meio de aglomerações. A espontaneidade existente entre crianças termina com a infância. Os conselhos a meninos e meninas são explícitos: "cuidado... não deixa o homem chegar perto, não é seu tio! Não deixa segurar a mão... nem dar beijo se for estranho...".

Assim sendo, não espanta a carência afetiva, a ausência do calor humano que permeia a sociedade. Por vezes, uma simples aproximação, uma busca de afeto, de apoio momentâneo entre um homem e uma mulher se transforma obrigatoriamente num ato sexual com risco de gravidez, porque surge no homem a imperiosa necessidade de afirmar sua virilidade. Por seu lado, muitas mulheres também se deixam condicionar pelo meio e vêem na falta de ereção (impotência masculina ou disfunção erétil) uma decorrência de deficiências suas, de não corresponder às expectativas do companheiro (vide Tomás de Aquino).

É possível crer na hipótese de que, se a sexualidade valorizada pela cultura não fosse a penetração, ambos, homem e mulher, poderiam ascender ao prazer sem restrições, sem medo de conseqüências e sem terem seus corpos medicalizados por elaboradas técnicas anticoncepcionais, e finalmente sem necessitar recorrer a abortos.

Outra hipótese válida seria crer que o número de abortos se reduziria numa sociedade mais liberal, que não catalogasse sensações e emoções sexuais sob rótulos do tipo corretas/alternativas, inferiores/superiores, satisfatórias/incompletas, e assim por diante. A livre expressão dos gestos substituiria então preceitos e códigos, desde que respeitadas a liberdade e a integridade da outra pessoa.

Vivemos numa sociedade na qual a única alternativa para a mulher heterossexual preservar sua saúde ainda é a virgindade, a castidade em face dos homens. Caso contrário, a partir do momento em que se torna "mulher" (isto significa não ser mais virgem, em linguagem popular) até sua menopausa (se não for esterilizada nesse entretempo), ingressa num círculo vicioso e passa do anticoncepcional, que lhe é nocivo, para a gravidez não desejada, e daí seja para um aborto, seja para uma maternidade involuntária.

Em verdade, a "liberação sexual" da mulher de hoje não é mais que uma liberação para os homens de um maior número de mulheres. As mulheres podem optar pelo menor dos males, mas não conhecem ainda, nem têm a seu alcance, uma verdadeira liberdade de escolha. Esta significaria ter diante de si várias opções, todas igualmente valorizadas pela sociedade.

Por que não evitar a gravidez antes de fazer um aborto?

Falei até aqui sobre a normatização geral da sexualidade, mas isso não explica por que, as coisas sendo como são, as mulheres não recorrem aos anticoncepcionais a fim de evitar uma interrupção de gravidez.

As causas são inúmeras, mas limitar-me-ei às mais significativas. Em primeiro plano, a desinformação sobre sua fisiologia, sexualidade e mecanismos de reprodução. Essa falta de conhecimentos não é um privilégio nem da pouca idade, nem da classe social, nem da origem rural, ou urbana. Ela se encontra em todas as gerações por toda a sociedade, o que dificulta aos jovens obter conhecimento com adultos e autoridades médicas e educativas em geral. Ela é, por assim dizer, programada intencionalmente pelos costumes vigentes, uma cultura seduzida pela "inocência". Quando não existe a ignorância de alguns fatos relativos ao comportamento e às função sexuais, existem os tabus em torno do assunto, o pudor em referir-se a esses temas, de trocar experiências verbalmente, o receio de induzir as moças a uma vida sexual "desregrada" se elas adquirirem conhecimentos sobre como evitar as conseqüências de relações sexuais fora do casamento.

O conhecimento dos órgãos genitais de homens e mulheres é hoje acessível à grande maioria dos leitores de bancas de jornal, por meio de publicações mais ou menos especializadas, largamente difundidas. Se bem que existam algumas de excelente qualidade, encontramos outras que exploram, em contos pseudoliterários, de fotonovelas de baixo nível, somente a violência sexual, difundindo informações anacrônicas e sempre incompletas e errôneas quanto à sexualidade feminina, sua sensibilidade e formas de prazer. Dão ênfase àquilo que agrada ao público masculino, mesmo que seja em detrimento de suas parceiras. Podemos acrescentar, como fonte de informação sobre a anatomia dos órgãos genitais, o filme pornográfico, que empregando técnicas atuais amplia desproporcionalmente os detalhes, tornando-os mais visíveis na tela do que a olho nu.

No entanto, todos os personagens desse "sexo explícito" nem engravidam, nem recorrem a métodos anticoncepcionais. Ao contrário, apesar de serem enfatizados os prazeres obtidos com atos fecundantes, estes surgem na tela e na literatura totalmente desligados dos riscos de gravidez.

Esse sexo desligado da realidade é também uma norma comum a muitas mulheres, nas quais atua o que eu chamaria de "pensamento mágico". É a descrença da eventualidade de uma gravidez no seu caso particular. Exemplifico com um diálogo comum a ginecólogas(os) em seus consultórios:

– A senhora usa que tipo de anticoncepcionais?

– (silêncio)

– Mas a senhora tem relações, não é?

– (sorriso encabulado)

– Mas o que a senhora faz então? É seu companheiro quem usa alguma coisa?

– N... Não...

– Nunca engravidou então?

– Não... se acontecer a gente dá um jeito...

Isto se torna mais grave no caso das meninas recém-saídas da puberdade, pois para elas parece um salto tão grande ser hoje uma garota despreocupada e de repente tornar-se MÃE por um ato sexual o mais das vezes efêmero, que dificilmente crêem ser isso possível.

Essa ignorância está longe de ser superada, e há uma cumplicidade evidente em sua persistência que é fácil de ser constatada pela deficiência de educação sexual em todos os níveis de ensino. Isto deixa a população sujeita a informações parciais e errôneas sobre seu organismo, sobre os reais riscos da gravidez, pois mesmo nos cursos universitários da área de saúde a formação sobre esses temas é mínima. Acrescento a esses obstáculos o fato de os Códigos de Ética dos profissionais de saúde, numa determinada época, os terem proibido de aconselhar ou informar as mulheres sobre os métodos anticoncepcionais.

Decorre daí que as observações e os comentários de homens e mulheres sobre os diversos métodos conhecidos são, em geral, incoerentes, contraditórios e fundamentados em pareceres subjetivos, isolados. A pílula causa câncer e engorda, o DIU emagrece, a ligação de trompas é reversível após sete anos...

Além dessa falta de conhecimentos por parte das mulheres, existe a recusa do companheiro (por ignorância, machismo, preconceitos) em colaborar nas medidas necessárias durante o ato sexual, utilizando-se do condon, também denominado de camisinha-de-vênus ou preservativo.

Muitos casais colocam a camisinha somente no momento da ejaculação, ignorando que a quantidade de espermatozóides eliminada por alguns homens antes da ejaculação é suficiente para engravidar. Outros, não deixam "uma folga", ou seja, um espaço na ponta do preservativo, sem ar, para abrigar o ejaculado, sem romper o látex.

Os métodos anticoncepcionais ainda não são totalmente inócuos, por vezes são inadequados, falhos e difíceis de utilizar, geralmente exigindo acompanhamento médico sistemático. Exigem da mulher que esteja medicada e/ou instrumentalizada em permanência, para a eventualidade de um ato sexual. A imposição pode ser pela ingestão de hormônios (pílulas orais, injeções mensais ou trimestrais, implantes subcutâneos, anéis vaginais e adesivos transdérmicos/"selinhos" – enfim, uma enormidade de marcas e nomes, que ninguém seria capaz de decorar), DIUs (dispositivos intrauterinos – com e sem cobre, ou então com hormônios) e/ou empregando outros obstáculos mecânicos e químicos (diafragma, espermicidas).

Excetua-se dessas observações a prática de evitar relações sexuais com risco de gravidez durante os dias férteis, o que nem sempre é acessível a qualquer mulher, principalmente para aquelas de ciclos menstruais irregulares que, portanto, não sabem quando irão ovular e aquelas cujos companheiros não colaboram. Para conhecer seus dias férteis com menor risco de falhas, emprega-se o método Ogino Knauss (da tabelinha), ou o método Billings (do muco vaginal), entre os mais conhecidos.

Alguns médicos, felizmente poucos, têm preconizado o uso de contracepção hormonal continua, na tentativa de promover a suspensão das menstruações. Num primeiro momento, olhando rapidamente, a idéia parece sedutora.

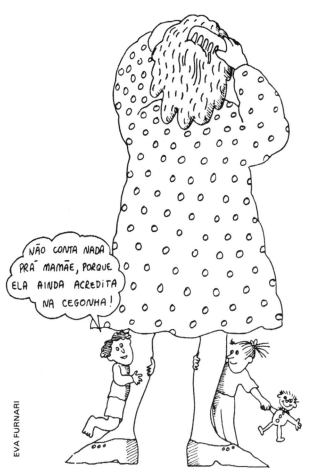
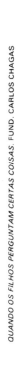

Entretanto, existem várias dificuldades a respeito dessa abordagem. Inicialmente, um número razoável de pacientes exibe sangramento irregulares e, às vezes abundantes. Os métodos são muitas vezes dispendiosos, como os implantes intradérmicos. Uma vez ausente o ciclo menstrual regular, perde-se uma referência importante em relação ao funcionamento de outras glândulas, como a tireóide e as supra-renais.

A vida sexual inicia-se cada vez mais cedo, aos 12, 13 anos; as estatísticas, mesmo em países industrializados da Europa e América do Norte, estão alarmando a sociedade. Nessa fase de vida, qualquer anticoncepcional pode ter sérias conseqüências para a saúde futura da mulher, tornando difícil a escolha do método contraceptivo, pois a gravidez e o aborto nessa idade envolvem riscos mais graves. A adolescente correria menos riscos, estando mais protegida, somente se o parceiro tomasse as providências cabíveis. Mas, para chegar a isso, nossos comportamentos sexuais teriam de se modificar profundamente.

É, porém, ilusório supor que a maior eficiência dos métodos anticoncepcionais vá por si só eliminar o recurso ao aborto, pois há situações imprevisíveis, como o estupro, quando a mulher recusa a gravidez dele decorrente. O estupro não acontece somente em ruas de subúrbio, mal iluminadas, pela violência de um "mascarado maníaco sexual". Pelo contrário, a grande maioria deles, segundo as estatísticas, é praticada por conhecidos ou familiares das vítimas, que se aproveitam desse fato para chantagiar seu silêncio.

Segundo a legislação brasileira, o aborto é legal nesses casos desde que a mulher prove o estupro, não bastando para isso sua palavra. Essa exigência torna difícil e complexo o recurso à Justiça em caso de gravidez, pois em geral trata-se de *abafar* o escândalo na hora em que sucede, ao invés de apresentar-se ao Instituto Médico Legal (IML) exigindo atestado comprobatório de ato sexual com violência (como provar, por exemplo, que a pessoa fez chantagem sentimental?).

Existe ainda, como disse anteriormente, o caso das mulheres que projetam ter uma criança e após algumas semanas enfrentam obstáculos em sua vida pessoal que tornam inviável esse plano, tendo de recorrer ao aborto. Assim como o caso de abandono por parte do companheiro, a perda do emprego, a saúde debilitada, a doença de outros filhos, do marido, o fim de uma ligação amorosa com o pai da criança etc.

Em certa ocasião, ouvi um dramático relato de uma enfermeira, durante conferência na universidade. Esperou algum tempo depois de seu casamento para ter um(a) filho(a) nas melhores condições possíveis. Quase perdeu o emprego durante a gravidez, que transcorreu muito mal, não fosse o auxílio de sua mãe na infra-estrutura doméstica, antes, durante e depois do parto. Quando o bebê completou dois meses, sua mãe morre num acidente de carro, e ela descobre estar grávida outra vez! Acreditara que durante o período de aleitamento não estivesse fértil. Optou pelo aborto, sem nenhuma hesitação, apesar de ter sido formada, como enfermeira, pelo prosseguimento de uma gravidez em quaisquer circunstâncias.

Nem sempre, porém, a mulher que recorreu ao aborto, tendo sido contra esse recurso anteriormente, tem a coragem de assumi-lo em público. Ao contrário, é grande o número das pessoas que aceitam em sua vida privada um aborto, e o condenam, socialmente, com toda sinceridade e incoerência. Dizem-se "contra" como regra geral, mas se acham no direito de abrir exceções nos casos próximos, naqueles que podem julgar de perto e a ele aplicar seu padrão moral de certo ou errado, conforme as circunstâncias.

Em que consiste o aborto

O aborto, como veremos em outra parte, foi uma prática corrente nos povos mais antigos até princípios do cristianismo. A interrupção da gravidez era ensinada pelas mulheres gregas e romanas junto com as medidas anticoncepcionais. Contracepção e abortamento se baseavam principalmente em receitas que incluíam plantas medicinais e outras técnicas. O ginecólogo grego Soranos, por exemplo, que viveu no século II, deixou notas sobre receitas anticonceptivas e abortivas, entre elas o uso do "tampão", feito com chumaço de lã embebida em vinho contendo ervas diluídas, o que não difere muito de certos métodos locais no Nordeste. As receitas de aborto desde a Antiguidade até hoje se assemelham bastante, distinguindo somente o auto-aborto do abortamento realizado com a intervenção de terceiros.

Em ambos os casos, o objetivo é descolar o embrião da parede uterina onde se aninhou, seja de maneira mecânica, despregando-o com algum instrumento, seja forçando o útero a contrair-se (como o faria no momento do nascimento), até que o expulse.

A maioria dos dados disponíveis sobre índices de abortos ilegais demonstra que as mulheres praticam o aborto em si próprias ou deixam que terceiros os provoquem em quaisquer circunstâncias, tratando-se, muitas vezes, de pessoas não qualificadas para tais operações.

Quando os métodos empregados são perigosos, como os instrumentos agudos (agulhas de tricô, pedaços de fios elétricos, de canos, talos de plantas etc.), podem perfurar o útero, sendo quase sempre dolorosas essas intervenções, degenerando em hemorragias ou infecções graves que requerem hospitalização. Outras práticas são aquelas que visam a originar contrações no útero empregando saponáceos ou misturas venenosas, que podem causar infecções graves e intoxicações mortais.

Quando surge infecção ou hemorragia, a mulher corre para o hospital, onde é submetida a um tratamento de emergência, o que não evita com freqüência que essas práticas redundem em lesões irreversíveis, em esterilidade por obstruções tubárias e até mesmo em mortes, mesmo diante de atendimento hospitalar imediato.

Conta-se que pacientes internadas com septicemia grave decorrente de abortamento provocado negam que tenham feito qualquer tentativa de interrupção da gravidez, para proteger a pessoa que provocou o abortamento e a si própria, por medo da lei. As internações muitas vezes são de vários dias, às vezes de semanas e, com todo o recurso médico-hospitalar disponível, muitas mulheres não sobrevivem.

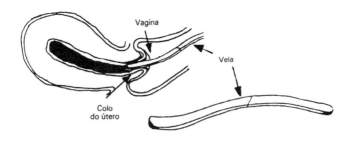

Dilatador e cureta,
instrumentos utilizados para
curetagem

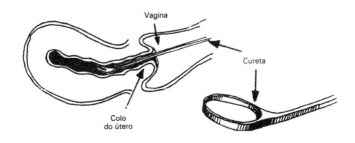

Figura 1

Os perigos inerentes à interrupção da gravidez estão relacionados essencialmente com a fragilidade dos órgãos genitais e a brutalidade dos meios empregados para provocar o aborto.

Hoje há métodos e instrumentos simples e eficazes que dependem da habilidade de quem pratica o aborto e do estado psíquico da mulher. Na Europa e na América do Norte, além da classe médica, há grupos alternativos e paramédicos atuando, e todos dão grande importância ao preparo psicológico da paciente, visando sua desculpabilização, eliminando sua angústia diante de um ato que até data recente foi clandestino em certos países. Afirmam todos que a "anestesia verbal" gera confiança e sucesso.

Está fora de dúvida que as técnicas atuais garantem um aborto sem maiores danos para a saúde física ou psíquica da mulher durante as primeiras semanas de gestação.

Um dos métodos mais em uso hoje em dia na indução do abortamento nos Estados Unidos e Europa é o medicamentoso, utilizando a associação das drogas RU486, uma antiprogesterona de custo muito elevado e o misoprostol, uma prostaglandina.

Como muitas outras substâncias com princípio farmacológico ativo, também tem contra-indicações e efeitos colaterais. Em um número reduzido de mulheres essa associação não é eficaz e exige internação e complementação do abortamento com métodos tradicionais de curetagem uterina clássica (Fig. 1) ou por aspiração, também designada de método de Karman (Fig. 2).

A possibilidade de a mulher conversar com um profissional habilitado antes de optar pelo abortamento é fundamen-

Método Karman

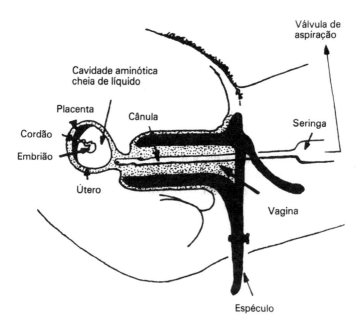

Figura 2

tal para sedimentar sua escolha e ter acesso às informações sobre os métodos. A consulta médica permite também a avaliação clínica geral da mulher e da gestação atual, se dentro do útero ou tubária e identificar a eventual presença de doenças e o uso de medicamentos que possam interferir no procedimento.

Essas facilidades, porém, não transformam um ato cirúrgico, que necessita de anestesia, em um piquenique de domingo, como alguns supõem, receosos de que após a descriminalização do ato se manifeste uma ânsia insopitável de praticar abortos por parte das mulheres.

Submeter seu corpo, sua integridade física, a manipulações de terceiros, é sempre uma necessidade adiada nas mais diversas situações; por homens, mais até do que por mulheres: assim, a ida ao dentista espera até que o nervo seja atingido, adiam-se exames ginecológicos, enfim, o ideal para todos é ter um corpo que ande sozinho sem intervenções externas. Mas no caso da gravidez os ponteiros do relógio são inexoráveis, e "esperar até que passe" é impossível, porque seria irresponsável ter filhos ao sabor da fatalidade.

A leis do aborto

Civilizações antigas

A prática do aborto é tão antiga quanto o homem; as mulheres nunca deixaram de realizá-lo, apesar de sanções, controles, legislações e intimidações surgidos ao longo da história da humanidade. Sabe-se que a raça humana, em qualquer época ou lugar geográfico, manifestou sempre o desejo de regular sua própria fecundidade, o que torna o aborto uma prática atávica, espontânea, pois corresponde a um desejo natural de não querer ou não poder levar a termo uma gravidez. Na América Latina encontra-se essa prática não só em meio a grupos que enfrentam dificuldades econômicas e sociais para assumir mais uma criança, em centros urbanos favelados e marginais, mas também nas comunidades indígenas. Nestas últimas, as mulheres, apesar de não estarem submetidas às mesmas pressões que aquelas, também abortam.

Historicamente, os primeiros dados de que dispomos referentes ao aborto são do código de Hamurábi, 1700 anos antes de Cristo. Nele, considera-se o aborto um crime acidental contra os interesses do pai e do marido, e também uma lesão contra a mulher. Deixava-se, no entanto, bem claro que o marido era o prejudicado e ofendido economicamente.

No livro do Êxodo da lei hebraica (1000 anos antes de Cristo), se diz textualmente: "Se qualquer homem durante uma briga espancar uma mulher grávida provocando-lhe um parto prematuro, sem mais outro prejuízo, o culpado será punido conforme o que lhe impuser seu marido e o arbítrio social". Condena-se aqui aquele que provocou o aborto com violência, mas sempre o sujeitando ao prejuízo econômico que for feito ao marido da vítima. Vale aqui um desvio para uma retrospectiva histórica esclarecedora de certas afirmações imprecisas: esse enfoque não conferia às mulheres greco-romanas autonomia para decidir, pois que a mulher, na época, vivia em perpétua minoridade. Se fosse filha de um cidadão, ficava sob tutela do pai e mais tarde do esposo e, na falta destes, do Estado. Esse poder estendia-se a seus bens, à sua pessoa e aos filhos que pudessem conceber. A legislação não se aplicava às escravas, que nunca poderiam tornar-se cidadãs, nem às estrangeiras. Deve-se a isso à freqüente ambigüidade com que a História e a literatura se referem à liberdade e igualdade entre homens e mulheres greco-romanos.

Enquanto muitas estrangeiras – as hetairas – participaram ativamente das letras e artes vivendo em concubinato com personalidades locais (eram muitas vezes mulheres de grande poder econômico), os comportamentos das esposas atenienses ou da antiga Roma eram rigorosamente controlados. Assim, constatamos que a lei de Mileto decretava a pena de morte para a mulher que abortasse sem o consentimento do marido, e os filhos eram propriedade privada do pai que sobre eles tinha o direito de vida e morte. Aspásia, no entanto, originária de Mileto, mas tendo vivido em Atenas no ano 500 antes de Cristo, por ser aí estrangeira, pôde livremente praticar aborto. Deixou, aliás, um livro escrito a respeito, que é o documento mais antigo que se conhece sobre o aborto redigido por uma mulher.

Hipócrates, que viveu 400 anos antes de Cristo, apesar de seu juramento no qual promete "não dar à mulher grávida nenhum medicamento que possa fazê-la abortar", não hesitava em aconselhar às parteiras métodos tanto anticoncepcionais quanto abortivos. É preciso lembrar que a gravidez de uma mulher significava muitas vezes uma ameaça a direitos adquiridos por algum membro da família sobre heranças, e este poderia ter interesse em um aborto. Essa aparente contradição em Hipócrates em suas recomendações aos médicos deve ser vista, portanto, sob esse ângulo, o da proteção aos direitos de um cidadão e não somente em relação ao aborto voluntário.

Sócrates, seu contemporâneo, era partidário de "facilitar o aborto quando a mulher o desejasse" e seu discípulo Platão propunha em seu escrito *A República* que as mulheres de mais de quarenta anos deveriam abortar obrigatoriamente, e aconselhava o aborto para regulamentar o excessivo aumento de população.

Aristóteles chamava a atenção dos políticos da época, opinando que, a seu ver, em casos de excesso de população, deveria ser autorizado o aborto antes da "animação" do feto (considerava-se o feto "animado" sessenta dias após sua concepção), para aquelas mulheres que tivessem engravidado fora das exigências da legislação.

Esparta, em posição demográfica inversa aos gregos, proibia o aborto juridicamente, pois sua principal preocupação era atingir um maior número de atletas e guerreiros. No entanto, reservava ao Estado a decisão sobre a vida ou a morte dos recém-nascidos, eliminando os malformados.

Em Roma, no início, o aborto voluntário não foi considerado um delito, já que juristas e filósofos não viam o feto como um ser vivo. A impunidade do aborto fundava-se também sobre o direito de vida ou morte que o pai tinha sobre os filhos até sua maioridade (e das filhas, até seu casamento).

No antigo Direito romano não se encontram disposições sobre o aborto; em Roma, as mulheres que praticavam o aborto contra a vontade do marido, desejando agredi-lo, ou logo após um divórcio, tinham como castigo o desterro, ou então o marido unia sua autoridade à do Tribunal Doméstico (instituição legal que regulamentava os comportamentos intrafamiliares e as manifestações e aparições em público dos diversos membros da família, até mesmo das escravas; isso se fazia também em relação ao tipo de roupas que cada uma podia vestir, aos lugares que poderia freqüentar), a fim de impor o castigo devido à culpada.

Ovídio, poeta do século I da era cristã, declara em suas obras que as patrícias (mulheres nascidas nas classes dominantes romanas) abortavam com freqüência para castigar seus maridos, e Marcial, poeta satírico da época, começa a criticar esta prática.

Inicia-se nesse período a reação do Estado. Considerando o aborto um ato indigno contra a moral, tomando assim a defesa dos interesses demográficos e a proteção dos costumes (denunciando o homossexualismo masculino, opção socialmente bem-aceita até então), o Estado passa a intervir em apoio a casos de adultério, divórcio etc. e promulga medidas em favor da família numerosa, cobrando impostos dos solteiros. Ainda assim, a impunidade continuou e o aborto era uma prática normal. Apesar da nova legislação e da punição atinente, a interrupção da gravidez com o consentimento do marido era permitida, e em legislações posteriores a mulher foi sempre considerada o sujeito do crime, cabendo ao marido puni-la ou não, considerando-se ele o único prejudicado. Foi somente a partir desse momento que o aborto começou a fazer parte do Direito Privado e da Família, e a ser um assunto de Direito Penal.

Durante os governos de Sétimo Severo e de seu filho Caracala (século II) foi que o Império Romano assumiu uma atitude deliberadamente repressiva a fim de defender bens patrimoniais (terras, castelos) das invasões estrangeiras. Foi só então que o Império se viu na necessidade de promulgar e fazer cumprir as leis que castigavam o aborto, porque este era um delito que podia dificultar o aumento da população.

Civilizações contemporâneas

Brasil

Em 1830, no Código Criminal do Império, surge pela primeira vez a figura isolada do aborto no capítulo referente aos crimes contra a segurança das pessoas e das vidas. Já no Código da República de 1890, previa-se a redução da pena para aquelas mulheres que praticassem o auto-aborto visando a "ocultar desonra própria".

Hoje, no Brasil, está legalizado o aborto em determinados casos. Isto é, se não houver outro meio de salvar a vida da gestante, se a gravidez resultar de estupro e a gestante desejar interrompê-la, os médicos poderão praticar um aborto sem serem punidos (artigo 128 do Código Penal). Fora esses dois casos, trata-se de um crime previsto em lei denominado "aborto voluntário".

No primeiro caso, trata-se do que se chama de aborto necessário ou terapêutico, não podendo o médico ser substituído por uma parteira.

Ocorrendo um desses diagnósticos, o médico se vê obrigado a remover o feto ou embrião, existindo normas específicas para justificar esse ato diante do Conselho Federal de Medicina.

O aborto resultante de estupro também é chamado de aborto sentimental ou por indicação ética, aquele que pode ser justificado pelo estado de necessidade em face das conseqüências morais, familiares e sociais de um parto nessas condições. Trata-se de um aborto que se realiza em conseqüência de um crime contra a mulher, praticado freqüentemente contra menores por familiares, do qual resultam os graves problemas de incesto, além de outros praticados por criminosos, conhecidos ou desconhecidos da vítima. É preciso, no entanto, conforme a lei, provar que houve um estupro, não bastando o testemunho da mulher. Para isso existem normas junto às autoridades competentes, e, cumpridas estas normas, ainda será necessário encontrar um médico que aceite intervir.

Há pouco tempo (meados de 1983) os jornais noticiavam mais um caso de estupro praticado por um assaltante dentro do quarto onde dormia M.L, com os dois filhos, na ausência do marido, em São José do Rio Preto, estado de São Paulo. O bispo local condenou a eventualidade de um aborto, quando M.L. se dirigiu ao juiz solicitando autorização. Afirmou que "a Igreja Católica condena totalmente o aborto seja em que circunstância for. A vida inocente tinha de ser preservada", disse ele, "embora se lamente o mal de que foi vítima, não se pode esquecer que um mal não se corrige com um outro mal".

Já a vítima, M.L, depois de interromper sua gravidez, declarou à imprensa: "estou consciente do que fiz e não me arrependo. É como se eu tivesse acordado de um pesadelo. Agora estou tranqüila. Tenho fé em Deus e sei que Ele não vai me castigar, pois nestes três meses sofri toda espécie de humilhação que uma mulher pode passar". M.L. que se diz católica, declarou ter sofrido muito com a recusa dos médicos em fazer a intervenção. Durante quinze dias, apesar de ter a autorização do juiz, ela não conseguiu que lhe fizessem o aborto. Foi mediante compromisso de manter segredo absoluto, por intermédio de uma prima que morava na capital, que M.L. conseguiu o contato com um médico disposto a intervir.

A dificuldade maior, no entanto, em alguns casos, não é só encontrar um médico, mas provar diante do juiz que houve de fato um estupro, quando não estão evidentes as marcas de agressões e danos sofridos (em caso de ameaça com emprego de força, de armas diversas). Segundo a lei, basta a mulher não dar seu consentimento ao ato sexual, que este é considerado uma violação, um estupro, com a única exceção quando foi o marido quem forçou a esposa contra a vontade desta. Nesses casos, a legislação brasileira não considera o fato um estupro, pois se enquadra dentro dos deveres conjugais, já que a repetida recusa ao ato sexual só pode ser desculpada com dispensa médica. Isto não se aplica ao caso de um companheiro ou amante, pois nestas situações não cabe um recurso à lei matrimonial para garantir os laços existentes.

É interessante lembrar que essa norma legal é semelhante em quase todos os países, excetuando-se a Rússia, a Austrália e, de poucos anos para cá, alguns estados norte-americanos. Estes estão revendo sua legislação a fim de permitir à mulher casada o recurso à Justiça quando o marido forçá-la ao ato sexual contra sua vontade.

Concluindo-se este assunto do estupro, resta-nos recomendar que assim que uma mulher seja vítima de uma violação, vá ao IML de sua localidade obter um registro comprobatório da violência sofrida, para que mais tarde, descobrindo estar grávida, possa solicitar um aborto ao juiz. Em diversos países esse atestado é obtido em qualquer hospital, mas no Brasil só é válido o do IML.

Em qualquer situação outra que as mencionadas, o abortamento é punido por lei, em modalidades que vão de um a três anos de prisão com agravantes. Tanto é punido o auto-aborto (o que a mulher pratica sobre seu próprio corpo), como aquele praticado por terceiros com seu consentimento.

Os abortos voluntários que se realizam no Brasil são praticados na clandestinidade, em clínicas privadas, e muitos provocados em residências particulares, utilizando métodos anti-higiênicos. As autoridades nos últimos anos têm silenciado a maioria dos flagrantes de auto-aborto e de clínicas abortivas, havendo tolerância, diria até conivência, com aqueles que se beneficiam de ganhos ilícitos, isentos de impostos e tributos, e não sendo sujeitos a nenhuma fiscalização.

É extremamente difícil conhecer a situação exata dos abortos que se praticam atualmente no Brasil, pois não se publicam dados a respeito do problema. Pode-se ter apenas conhecimento do número de mulheres que chegam de urgência aos hospitais, já em processo de abortamento, pois aqueles bem-sucedidos mantêm-se no anonimato. É também difícil estabelecer quantos são na realidade os abortos que têm um desenlace fatal.

Há cálculos em 1979 de que seriam praticados 2 milhões ao ano de interrupções da gravidez. A maior parte desses abortos era realizada por mulheres casadas, possuindo dois ou mais filhos, e não, como se pode supor à primeira vista, por moças solteiras. É possível que isso se deva à maior freqüência das relações entre pessoas que vivem juntas, pois entre "casadas" incluem-se as que vivem uma relação estável, independentemente de seu *status* jurídico.

A clandestinidade torna muito alto os custos do atendimento médico-hospitalar das seqüelas do aborto, para o serviço público de saúde. A média de internação desses casos é de dois a três dias, o que ocasiona um gasto quase igual ao dos atendimentos de cesarianas. Em 1979 essa despesa atingiu 637 milhões de cruzeiros. Basta compararmos essa cifra com o custo que teria tido o governo se ele próprio tivesse praticado essas intervenções com métodos modernos e de baixo custo operatório. Numerosas vantagens resultariam, especialmente para as mulheres de baixa renda, se um atendimento médico-hospitalar acessível e precoce fosse permitido pela legislação, pois bastariam 30 a 40 minutos, com poucos riscos em cada ato cirúrgico.

No Brasil as perspectivas de mudanças na legislação sobre O Aborto são imprevisíveis apesar das diversas afirmações de nossos governantes. A Legislação brasileira ainda não se ajustou à recomendação da plataforma de ação da Conferência Mundial de 1995 sobre a mulher, realizada em Pequim, e assinada por nossos representantes, na qual o aborto foi definido como questão de saúde pública.

O Governo do Brasil confia que o Congresso Nacional leve em consideração um dos projetos de Lei que já foram encaminhados até ele para que seja corrigido o modo repressivo com que se trata atualmente o problema do aborto.

A história recente registra em dezembro de 2004 a assinatura de um documento governamental o "Plano Nacional de Políticas para as Mulheres" apresentado pela Ministra Nilcéa Freire que colocava, entre as prioridades do governo, a Legislação do Aborto no Brasil.

Porém o que se viu em agosto de 2005 foi uma carta do Governo à CNBB, divulgada pela imprensa datada de 08 de agosto de 2005, na qual se lê:

> Reafirmo nosso compromisso com a afirmação da dignidade humana em todos os momentos e circunstâncias e com

a rigorosa proteção do Direito dos Indefesos. Nesse sentido quero, pela minha identificação com os valores éticos do evangelho, e pela fé que recebi de minha mãe, reafirmar minha posição em defesa da vida em todos os aspectos e em todo o seu alcance. Nosso governo não tomará nenhuma iniciativa que contradiga os princípios cristãos, como expressamente mencionei no Palácio do Planalto.

Luiz Inácio Lula da Silva
Presidente da República Federativa do Brasil

Em abril de 2006, o documento intitulado "Diretrizes Para a Elaboração do Programa do Governo" oficialmente aprovado pelo Partido dos Trabalhadores no 13° Encontro Nacional do PT ocorrido em São Paulo contem as seguintes diretrizes:

A vitória de Lula e das Forças Populares em 2006 será um passo fundamental para dar novo impulso à mudança histórica anunciada em 2002, iniciada nos últimos três anos, e para cuja aceleração estão criadas condições excepcionais, dentre outros fatores pelas reformas até agora já realizadas. É necessário, assim, anunciar as grandes diretrizes do programa de Governo 2006, que dará novo impulso ao processo em curso. (...) O Governo Federal se empenhará na agenda Legislativa que contemple a descriminalização do aborto.

O aperfeiçoamento da medicina genética tem permitido o diagnóstico de malformações fetais precocemente na gravidez. Às vezes, não tão cedo assim. Sabemos que os laboratórios em nosso país estão capacitados para fazer esses exames e os fazem. São exames dispendiosos, acessíveis a uma minoria, enquanto não mudarem as políticas de saúde e as leis do aborto.

Além do Código Penal, há outras normas jurídicas que punem aspectos correlatos do aborto. Assim, a lei de Contravenções Penais, que em seu artigo 20 proíbe "Anunciar processo, substância ou objeto destinado a provocar o aborto".

Temos ainda a Consolidação das Leis do Trabalho (CLT), que, em seu artigo 395, nega o repouso remunerado e o direito à estabilidade à mulher trabalhadora em caso de aborto ilegal, punindo-a assim injustamente, sem avaliar suas condições objetivas de criar filhos.

Os códigos de ética médicos e de pessoal da área de saúde proibiam, até 1988, que fossem dadas informações ou aconselhamentos sobre medidas anticoncepcionais às parturientes e clientes em geral. Foi modificada essa conduta a partir do projeto de planificação familiar aprovado pelo Ministério da Saúde, mantendo-se, no entanto, essa proibição quanto ao aborto. Isso explica e confirma por que, quando me refiro à desinformação quase premeditada, tendo a eximir a sociedade, ou grande parte da sociedade, de culpa por recorrer ao aborto ao invés de se prevenir com anticoncepcionais.

E, para finalizar este capítulo, não me parece excessivo insistir nos tabus sociais, os costumes que impedem educadores e pais de dar informações corretas aos jovens de ambos os sexos em sua etapa de desenvolvimento e aprendizagem para a vida.

Nos últimos quinze anos, grande número de países liberalizou suas legislações sobre o aborto em graus diversos.

Alguns já retrocederam em certos aspectos, como os Estados Unidos, onde a gratuidade da interrupção da gravidez foi suspensa.

A legislação sobre o aborto no mundo é um reflexo das estruturas socioeconômicas e ideológicas de cada época e de cada país em particular, e reflete também a condição dependente das mulheres nessas sociedades, o que podemos exemplificar com os casos em que o aborto só é permitido com autorização do marido.

Também é preciso lembrar que a legislação se põe, com freqüência, a serviço de razões político-demográficas do Estado, e situa-se aí a causa da separação que sempre existiu entre a legislação sobre o aborto e o aborto de fato. A esse respeito, o fenômeno observado ao longo dos tempos é que mulheres abortam dentro ou fora da lei, mas o que se modifica consideravelmente é o índice de abortos mortais ou prejudiciais à saúde da mãe (tecnicamente se chama índice de mortalidade e de morbidade), pois este índice se reduz quando o aborto sai da clandestinidade.

Hoje o aborto é estritamente proibido, sem exceção, na maioria das nações muçulmanas da Ásia, na maioria dos países da África, em quase dois terços dos países latino-americanos, e, entre os europeus em Portugal.

No outro extremo estão os países liberalizados, em maior ou menor grau. Estes permitem o aborto nos três primeiros meses de gravidez por grande número de razões relativas à saúde física e psíquica da mãe, entre eles França, Inglaterra, Áustria, Itália, Índia, Alemanha, Estados Unidos, países nórdicos todos, URSS, Hungria, Polônia, Checoeslováquia, China e outros.

Os países restantes, incluindo o Brasil, se situam entre os dois grupos, isto é permitem o aborto em determinadas circunstâncias, que variam de um para o outro, e criminalizam em outras.

Um caso muito especial ocorria na Ilha de Formosa, Taiwan, até fins do século XIX, integrada ao Império Chinês, onde o aborto era obrigatório para a mulher antes dos 36 anos de idade. A intervenção era praticada exclusivamente por sacerdotes sob determinação do Estado, que justificava essa medida pela necessidade de garantir subsistência e condições de vida decentes na ilha, por meio desse controle populacional. Esse fato é interessante, por contrariar diversas idéias rígidas e esquemáticas correntes. Afinal, torna-se difícil avaliar essa atitude à luz de classificações tipo regime "ditatorial", "fascista", "democrático", "primitivo" ou "civilizado". Trata-se simplesmente de um regime patriarcal, onde o controle sobre a reprodução é feito por imposições às mulheres, sem que estas sejam ouvidas.

Resumindo, segundo a Onu, 9% da população do globo vivem em países onde o aborto é proibido sem exceção, e 19% vivem em países que o permitem apenas para salvar a vida da gestante. Cerca de 24% da população residem em países cujos fatores sociais, como a baixa renda, a falta de habitação, o concubinato e fatores semelhantes, são levados em conta ao serem avaliadas as indicações médico-sociais referentes à saúde, que justifiquem a interrupção da gravidez. Fazem parte desse grupo países significativos como a República Federal da Alemanha, Índia, Japão, Reino Unido e a maioria dos Estados Socialistas do Leste europeu.

Ninguém desconhece que nos países de legislação proibitiva os médicos particulares agem na clandestinidade, sem interferência das autoridades policiais. Mas acontece também que, naqueles com legislação liberal, ocorre, às vezes, uma carência de pessoal médico, ou então atitudes conservadoras por parte de médicos e administradores de hospitais, fatos esses responsáveis por impedir o acesso ao aborto, especialmente para as mulheres econômica ou socialmente carentes.

Na França, e em outras nações, há, para o pessoal médico, o direito de apelar para a "cláusula de consciência", recusando-se a fazer um aborto sob a alegação de que sua crença religiosa não lhe permite fazê-lo. Daí acontecer que em certas regiões de um mesmo país, onde a formação católica é muito forte, ocorra a necessidade quase sistemática de mulheres se deslocarem em busca de abortamento em outra região.

Registrou-se isso com freqüência em um passado recente quando, antes de ser liberalizado, instalou-se um quase "turismo" do aborto entre alguns países europeus. Caravanas de ônibus saíam de Paris ou de outras cidades francesas em direção à fronteira dos Países Baixos, onde era possível fazer a intervenção, e as mulheres mais privilegiadas iam de avião da França para Londres.

Hoje, na França, só as residentes têm acesso ao aborto. Recentemente, quiseram, modificar a lei em relação à gratuidade da intervenção que é realizada em hospitais públicos, mas uma forte campanha de opinião pública conseguiu manter o sistema de reembolso das despesas pelo Seguro Social. As mulheres estrangeiras, de passagem no país, não têm acesso ao aborto. Essa limitação impede que países como Portugal, onde é proibida a interrupção da gravidez, iniciem um deslocamento maciço de mulheres com esse objetivo.

Em diversos países a legislação condenatória do aborto existe, mas seu cumprimento não é fiscalizado (como é o caso da América Latina).

Medidas sobre planejamento familiar estão sendo debatidas no mundo inteiro, e a elas está estreitamente vinculada a questão do aborto. O avanço das pesquisas científicas e os interesses econômicos de laboratórios industriais pressionam por seu lado as instituições governamentais. Existe, é inegável, uma competição econômica em nível internacional por trás dessa questão.

Tomemos, por exemplo, os imensos lucros que adviriam do uso generalizado da pílula por todas as mulheres em idade fértil no mundo. Do ponto de vista da saúde da mulher, seria a solução menos indicada, apesar de sua eficácia ser indiscutível. É de se supor que aos laboratórios não interesse a liberalização do aborto, pois, sendo proibido, a preocupação em empregar um método com quase 100% de garantia é maior do que existindo o recurso ao aborto.

Já se levarmos em conta o método ideal por sua eficiência e ao mesmo tempo para a saúde, teríamos de optar por uma solução híbrida: nada usar durante o período em que a mulher não está fértil, empregar o diafragma nos dias férteis, e recorrer ao aborto livremente quando falhasse o sistema.

Ora, esta solução é de difícil apreensão pela maioria das mulheres. É, ainda, impraticável em grande parte dos países, dadas as legislações limitativas, sendo além disso, sem dúvida, a que menores lucros produz para a indústria farmacêutica.

Pelo exposto, vemos que o problema vai além de soluções nacionais. Atravessa fronteiras, indicando que enquanto não se obtiverem estatísticas mais amplas sobre os abortos realmente praticados, incluindo taxas de mortalidade, morbidade, suas motivações psicológicas, suas conseqüências, seus índices em nível internacional, desconheceremos o problema em seus múltiplos aspectos.

Porém, não podemos desconsiderar dois fatos importantes obtidos da análise do abortamento nos países em que foi legalizado. Primeiro, que a descriminalização não aumentou a freqüência de abortos provocados. Segundo, houve espetacular redução das complicações e da mortalidade materna.

Entendemos que a legalização em si, portanto, não induz a mulher ao abortamento. Apenas permite que ela tenha melhores condições de atendimento, afora retirar-lhe dos ombros o peso da ilegalidade.

As religiões e o aborto

A grande maioria das nações contemporâneas é hoje desvinculada das igrejas, mas admite e ampara a prática das várias religiões existentes. Há países, no entanto, nos quais determinadas religiões são proibidas, e outros onde a hierarquia religiosa se confunde com a hierarquia civil, acumulando seus responsáveis o poder religioso e o poder político.

No Brasil vivemos duas situações paralelas, pois enquanto entre a população indígena temos um exemplo de chefes religiosos que exercem ao mesmo tempo a função de chefes políticos, mantendo assim uma só doutrina moral para toda sua nação, no restante do país a Constituição é independente de qualquer igreja ou injunção religiosa, decorrendo daí para a população brasileira certos conflitos entreas crenças de seu grupo religioso e a legislação do país. Assim, por exemplo, um indígena pode praticar a poligamia, pode matar um recém-nascido, conforme os preceitos de seu povo e sua religião, apesar desses atos contradizerem os códigos legislativos elaborados em território nacional. Por outro lado, o restante da população brasileira não pode seguir nenhum dos rituais ou costumes de sua própria religião, caso esta esteja em contradição com a Constituição.

Cristianismo

As Igrejas cristãs, sejam católicas ou protestantes, fundamentam suas doutrinas no ponto crucial do respeito à vida humana, da igualdade de todos perante a Deus.

Na questão do aborto, o tema central de divergência entre elas é a determinação sobre se o embrião e o feto teriam ou não uma vida, a partir de que etapa de seu desenvolvimento intra-uterino seriam seres humanos vivos.

As descobertas científicas do século XX não foram assimiladas pela teologia originada no século XIX, e pressões sociais de toda ordem dificultaram as pesquisas sobre a questão do aborto e mesmo da reprodução. É fácil constatar que a maioria dos estudos conhecidos nos vem das últimas décadas, porque até então a força da Igreja católica era maior e impedia que verbas fossem aplicadas em pesquisas nesse setor da ciência. Afirmações categóricas, regras morais e debates de opinião se multiplicaram, mas poucas análises objetivas e filosóficas foram feitas.

Desde o início da era cristã, o aborto começou a ter interpretação em clara oposição à lei romana. Na antiga Roma, medidas anticoncepcionais eram praticamente desconhecidas e, como foi dito antes, os "nascituros" (ou os que iriam nascer) não eram considerados humanos, mas parte do corpo da mãe que decidia interromper ou não sua gravidez.

A filosofia de Aristóteles influenciou sobremaneira o pensamento ocidental e o cristianismo, sendo que a distinção que ele fez sobre os fetos com alma e sem alma foi a que vigorou. Ele afirmou que o feto masculino receberia sua alma aos quarenta dias e o feminino aos oitenta; assim, se um feto sem alma fosse abortado, isso não seria considerado um assassinato.

Os teólogos cristãos Jerônimo, Agostinho (século V) e Tomás de Aquino (século XVIII) se baseavam na tese de Aristóteles e não se preocupavam, aparentemente, com o fato de não ser possível naquela época identificar o sexo do feto quando ainda no útero materno.

Igreja católica

A Igreja católica manteve uma punição para a interrupção de uma vida, variando, no entanto em sua interrupção de quando fosse "vital" o embrião.

Em 1917 a Igreja declarou que uma mulher e todos os que com ela se acumpliciassem deveriam receber a excomunhão pelo pecado do aborto. Isso significava que lhe seriam negados todos os sacramentos e sua comunicação com a Igreja: uma punição eterna no inferno. Com a encíclica *Matrimônio Cristão* de Pio XI em 1930, ficou determinado que "o direito à vida de um feto é igual ao da mulher, e toda medida anticoncepcional foi considerada um crime contra a natureza", exceto os métodos que estabelecem a abstinência sexual para os dias férteis. O catolicismo é a única religião que proíbe anticoncepcionais a pessoas casadas.

Em 1976 o papa Paulo VI disse que o feto tem um "pleno direito" à vida, a partir do momento da concepção; que a mulher não tem nenhum direito de abortar, mesmo para salvar sua própria vida.

Essa posição da Igreja se baseia em quatro princípios:

1) Deus é o autor da vida. A Igreja católica insiste em que "todo ser humano, mesmo o embrião no útero da mãe, recebe o direito à vida diretamente de Deus";

2) a vida humana se inicia no momento da concepção;

3) ninguém tem o direito de tirar a vida humana inocente;

4) o aborto, em qualquer estágio do desenvolvimento fetal, significa tirar uma vida humana inocente.

Há, no entanto, certas situações médicas nas quais a Igreja contorna a questão, resolvendo-a de forma contraditória. Tal se dá no caso da gravidez ectópica (quando o óvulo é fecundado fora do útero, na trompa de Falópio). Um feto nessas condições não tem chances de sobreviver. A única solução é remover o pequeno embrião antes que ele se desenvolva, rompendo a estreita trompa de Falópio e ameaçando a vida da mulher.

Em 1902 a Igreja católica rejeitou de forma explícita qualquer tentativa de salvar a mulher nesse caso, apesar de o feto nessas condições não sobreviver. Somente em 1947 esta política foi deixada de lado, mas ficou estipulado que o médico não poderia simplesmente remover o embrião, e sim teria de retirar toda a trompa, dificultando futura gravidez. Isso porque a Igreja não permite a intromissão direta no óvulo fecundado.

Desde essa época a Igreja não mudou sua posição, e não

considera nenhuma outra ameaça à vida da mulher suficiente para autorizar o aborto, exceto o câncer uterino, quando se remove o útero; a apendicite, quando se remove o apêndice; e a gravidez ectópica. Se, por exemplo, o médico deparar com uma mulher que tenha nefrite, freqüentemente uma doença fatal para o rim, não poderá intervir, pois o tratamento indicado no caso seria utilizar medicamentos que envolvem o esvaziamento do conteúdo do útero, o que, aos olhos da Igreja, significa uma interferência direta no feto.

Hoje, a Igreja católica reafirma suas posições relativas à vida sexual de seus fiéis analisando-a, em um contexto global, com absoluta coerência. Assim, pune a busca de qualquer prazer sexual fora das relações homem/mulher (masturbação, homossexualidade); reafirma que a vida sexual entre homem e mulher só deve existir após o matrimônio religioso; que o emprego de métodos anticoncepcionais artificiais é condenado, (a castidade sendo vista como método natural); e, finalmente, condena as manipulações e experiências científicas com inseminação artificial.

Igrejas protestantes, batista, luterana, presbiteriana, episcopal, unitária e metodista

Na doutrina religiosa dos protestantes, há um leque maior de atitudes em relação ao aborto. Encaram a questão de forma menos homogênea, apresentando enfoques mais flexíveis do que entre as autoridades da Igreja católica romana.

Há uma carta do arcebispo de Canterbury para o jornal *The Times*, de Londres, na qual pergunta: "Para a Igreja e para o Estado, a unidade do respeito moral é a pessoa humana. Quando o embrião humano se torna uma pessoa?"

O abade Downside mantém que "não há momento determinante afora o momento da concepção, no qual se possa razoável, biológica e filosoficamente determinar que se inicia a vida humana. Apesar disso, para mim me parece difícil admitir que comece nesse ponto".

A grande diferença entre católicos e a maioria das igrejas protestantes, está no respeito à vida da mãe. Assim, todos concordam em que é no momento da concepção que esta adquire todos os direitos pessoais e deveres atinentes à maternidade, pois é encarregada de gestar, cuidar e alimentar o embrião desde o momento de sua concepção até o momento de seu nascimento. Ao mesmo tempo, é preciso ver que o médico tem um dever primordial para com a mãe, pois foi ela a pessoa que o requisitou. Assim, se uma escolha tiver de ser feita entre a vida da mãe e a do embrião ou do feto, recairá sempre sobre ela a escolha prioritária, cabendo portanto ao médico decidir, em última análise, quando ele poderá desligar a mãe de sua responsabilidade em relação ao feto.

Foram os países protestantes os primeiros, neste século, a adotar legislações mais liberais em relação ao aborto.

Religiões islâmicas

Os líderes islâmicos em geral se mostram desfavoráveis ao aborto, mas recentemente alguns emitiram opiniões menos conservadoras. Assim, o grão mufti da Jordânia escreveu, em 1964: "Antigos juristas, há 1500 anos, afirmaram que é possível tomar medicamentos abortivos durante a fase da gravidez anterior à conformação do embrião em forma humana. Esse período gira em torno dos primeiros 120 dias, durante os quais o embrião ou feto ainda não é um ser humano".

Estas reflexões, prossegue ele, estão contidas num verso do Corão (livro sagrado muçulmano):

> Nós os colocamos
> Como uma gota de semente
> Em local seguro
> Preso com firmeza:
> Depois fundimos
> A gota em coalhos,
> Moldamos
> Um (feto) bolo; então
> Nesse bolo talhamos
> Ossos, e vestimos os ossos
> Com carne;
> Então o produzimos
> Como outra criatura.
> Assim, bendito é Deus
> O melhor Criador.

Isto é, só depois de ser "vestido" com carne e osso, se torna um ser humano. Só a partir desse momento é que o aborto seria punido como assassinato, segundo os juristas muçulmanos dessa época, que agora, dados os intensos debates que ressurgem sobre o tema, são redescobertos.

Religião judaica

Na Mishná – código oral resultante das interpretações dos rabinos sobre a Torá (livro sagrado) no século II – considerava-se a vida da mãe como mais sagrada que a do feto.

No século XII, Maimônides, médico e teólogo muito famoso, introduziu a noção de criança agressora, para autorizar o aborto terapêutico.

Recentemente, em 1969, o rabino David Feldman, ao prestar depoimento em um processo instaurado em Nova York, em que se argüia a inconstitucionalidade das leis desse Estado contra o aborto, afirmou que, do ponto de vista judaico, se o aborto não é desejável, também não é considerado um assassinato, e em todos os casos é a saúde da mulher que prevalece, tanto no que se refere ao equilíbrio físico como psíquico. Para os judeus, o feto só se transforma em um ser humano quando nasce, e isso se deve a concepções teológicas diferentes em relação à alma e ao "pecado original".

Segundo Feldman, a alma não é extensível nem redutível, não cresce durante nove meses, assim como não diminui, porque é de natureza espiritual. Se a alma é pura e espiritual, o problema do momento de sua encarnação deixa de ter importância fundamental, pois ela voltaria a Deus em qualquer circunstância.

O verdadeiro problema é o de saber se o feticídio é um homicídio.

A resposta de Feldman a essa questão foi: "Ele interrompe indubitavelmente uma vida possível, mas o que os rabinos acentuam é que uma mulher que decide, após a concepção, interromper a gravidez, não estaria muito distante daquela que deixa de ter relações com seu marido para não conceber. Se no segundo caso não há homicídio, também não há no primeiro".

Religião espírita

Religião extremamente difundida no Brasil, em particular o kardecismo, é encontrada também sob outras denominações. Todas concordam, de maneira geral, no que tange ao aborto, em considerá-lo um crime, mas por razões diversas daquelas apontadas pela religião católica. Vêem nesse ato uma recusa aos desígnios de Deus. Ao mesmo tempo, consideram a vida do ser já existente prioritária em relação ao ser que ainda não existe e, havendo risco para a mãe, a interrupção da gravidez pode ser praticada.

O Espírito, segundo sua doutrina, sempre existiu, desligando-se pela morte e reencarnando em outro corpo. Para eles, portanto, não há, no caso de um aborto, a "morte" de um ser. O que existe é a frustração de um Espírito que tem seu corpo abortado. Se as razões para a interrupção da gravidez forem injustificáveis, os causadores terão naquele Espírito um inimigo perigoso, causa de males futuros.

Certos órgãos da imprensa espírita ocupam-se também dos debates atuais sobre a explosão demográfica, e recorrem ao *Livro dos espíritos* de Alan Kardec para encontrar respostas a determinadas perguntas sobre as leis da reprodução. Assim, podemos ler que, se a população seguir sempre a progressão constante que vemos, não chegará um momento em que se tornará excessiva na Terra, porque Deus a isso provê, mantendo sempre o equilíbrio. Ele nada faz de inútil, e o homem só vê um ângulo do quadro da natureza, não podendo julgar a harmonia do conjunto. Tudo que entrava a marcha da natureza é contrário à lei geral, afirmam.

Podemos concluir que não há unanimidade a respeito do emprego de métodos contraceptivos nem da prática do aborto entre seguidores das diversas interpretações do espiritismo. O grau de punição pelo ato praticado varia conforme o contexto individual.

Religião do Candomblé

Liturgia de tradição oral, não constam escritos doutrinários. De maneira ampla, afirmam que não há restrições à vida socioafetiva (incluindo aí o relacionamento sexual) dos adeptos, sendo o aborto permitido por sacerdotisas e sacerdotes conhecidos, no Rio de Janeiro. Abrem, no entanto, uma exceção a essa liberdade, quando se constata que a concepção daquele feto ocorreu durante um período de recolhimento religioso, pois neste caso poderia ter-se dado por injunções alheias à vontade daquela mulher, que devem ser por ela acatadas. Mantém a tradição e o emprego de diversos métodos anticoncepcionais trazidos da África em séculos passados.

Demografia, movimentos sociais e aborto

Demografia e aborto

Chama-se demografia o estudo quantitativo de populações humanas, baseado em estatísticas fornecidas pelos registros, recenseamentos e cálculos aproximativos em torno desses números. De forma mais extensa, os demógrafos interpretam esses dados, estudando cientificamente a distribuição de habitantes em um espaço, assim como as formas de interação que determinam essa distribuição. Estudam, por exemplo, o número de casamentos, de nascimentos por sexo, por região, a mortalidade infantil, de adultos e a eventual relação existente entre esses fatores. Logo, as causas de uma redução ou aumento significativo da natalidade e/ou da população são aspectos fundamentais em suas análises. Em relação ao aborto, o que interessa aos demógrafos é, principalmente, verificar que repercussões a liberdade ou não de opção por essa prática se observam nos índices de natalidade e no incremento populacional de um dado grupo social.

Cabe aqui sair do tema do aborto propriamente dito para estender-me na questão de política demográfica, porque atuar sobre a reprodução humana não é a única forma de aumentar a população. Existem vários outros recursos com esse objetivo, entre eles a imigração de origem estrangeira.

O recurso à imigração teve no Brasil vários exemplos, no passado e no presente, sempre em contextos diversos. Durante o Império, no século XIX, o governo adotou uma política migratória etnicamente seletiva, atraindo famílias rurais italianas e alemãs para o Sul do país, onde o clima lhes era mais propício.

Objetivavam com isso aumentar o contingente "branco", diante do iminente fim da escravidão africana. Uma atitude racista, da qual decorreu a marginalização dos negros libertos, que tiveram de deixar os campos onde tinham experiências de cultivo, para dar lugar a braços vindos de fora.

O Brasil sempre foi um país de imigração, ao contrário de Portugal, Espanha, Japão e Argélia, entre outros. Para esses países, a emigração é interessante, por resolver em parte o desemprego oriundo da superpopulação ou da falta de terras cultiváveis e, ao mesmo tempo, obter divisas estrangeiras mediante os salários que o trabalhador emigrado remete à família que ficou.

Em outras palavras, uma fonte de renda, uma exportação de mão-de-obra. Finalmente é preciso acrescentar que, para aumentar uma população, absoluta prioridade deveria ser dada à redução do coeficiente de mortalidade infantil e pelo atendimento da saúde materno-infantil, pela melhoria nas condições de vida e de trabalho das mães nas classes mais carentes.

Voltando ao aborto: a análise das conseqüências demográficas para a população dos países onde foi modificada a lei nos últimos dez anos, permitindo a interrupção da gravidez, contribui hoje para aprofundar as reflexões sobre o tema. Assim sendo, tomando como exemplo a França, a Inglaterra, a Itália ou a Alemanha, verifica-se que estão hoje com sua curva de natalidade decrescendo de forma acentuada. Em parte, sem dúvida, esse fato pode ser atribuído ao chamado *"boom* de bebês" do pós-Guerra, com o decorrente retorno à vida doméstica de grandes contingentes de população. Após esse fenômeno nos anos 1950, os nascimentos mais espaçados retomaram seu ritmo tradicional. É preciso, no entanto, reconhecer outros dados nesse período, entre eles o surgimento de uma nova consciência e um desejo diferente por parte das mulheres, em grande parte conseqüência também da Guerra.

Durante as duas Primeiras Guerras elas ingressaram em alta porcentagem no mercado de trabalho, alterando sua participação econômica que, antes, se fazia essencialmente por meio da prestação de serviços domésticos como dona-de-casa, sendo remuneradas pelo salário do chefe da família. A possibilidade de acesso a ganhos pessoais e a áreas profissionais mais bem remuneradas que antes eram reservadas ao trabalhador de sexo masculino, como nas metalúrgicas ou em profissões liberais, modificou seu comportamento reprodutivo, fazendo adiar a maternidade até mais tarde na vida e reduzindo o número de filhos.

É indubitável, porém, que o decréscimo na curva de natalidade tem-se acentuado nos últimos anos bem como que isso se dá em todos os países onde houve modificação nas leis a fim de permitir o aborto. Ao mesmo tempo, observa-se que esse fato coincide com o lançamento no mercado de técnicas modernas de contracepção e a possibilidade outorgada aos médicos e paramédicos de receitá-las nos sistemas de saúde pública.

Como distinguir umas e outras causas na redução da natalidade? Pergunta-se ainda: terá validade essa comparação, se antes os abortos de que se tinha notícia eram clandestinos e, portanto, não se incluía nos cálculos feitos a grande maioria dos que eram praticados?

Aqui no Brasil temos informações sobre alguns projetos regionais que redundaram em drásticas reduções na natalidade, e isso ocorreu sem que fosse modificada a legislação a respeito do aborto. Já de há algum tempo programas intensivos de planejamento familiar, com distribuição de pílulas, todos eles em caráter experimental/piloto, foram aplicados em certas regiões do Nordeste com forte redução no incremento populacional. É de conhecimento geral também que a esterilização nessas áreas é atendida quando solicitada pelas mulheres, apesar de sua prática ser considerada criminosa no Brasil.

A experiência e a análise histórica têm demonstrado que interromper a gravidez foi, ao longo dos tempos, uma solução generalizada para o controle da natalidade como coadjuvante a diversos métodos, pois é o recurso quando falham os outros. Não há dúvida de que se torna insubstituível quando existe a firme decisão da mulher de evitar um nascimento.

Política e demografia

Nos tempos atuais há um uso "político" dos dados demográficos em nível internacional, que objetivam não a reduzir a natalidade numérica de forma geral, mas reduzir a reprodução, o incremento populacional de contingentes humanos específicos. Assim, assistimos nos Estados Unidos à prática de sugerir, induzir mulheres imigrantes de origem hispânica, ou mulheres negras de baixa renda, a se esterilizarem; isso se aplicando também aos países do Terceiro Mundo, onde a população cresce em ritmo mais acelerado.

Hoje no Brasil, tanto em áreas do Executivo como nos meios políticos e de comunicação, multiplicaram-se os debates sobre o tema. Nele envolvem-se personalidades governamentais que justificam um programa de planejamento familiar sob o ângulo expresso por um ministro de Estado-Maior: "A explosão demográfica, com os conseqüentes problemas que já tem criado, poderá inviabilizar o Brasil, caso persistam os índices de crescimento da população nos próximos 50 anos (...), o aumento excessivo e descontrolado da população é a principal causa da miséria no país; considera 'anticristão' gerar filhos sem poder dar-lhes saúde, habitação e alimentação que lhes assegurem uma condição de vida digna".

Dessa forma, responsabiliza-se o tamanho das famílias pela carência de alimentos, de escolas, de recursos básicos de sobrevivência, pelo desemprego, pela má distribuição dos recursos nacionais, ao invés de superar esses problemas, a fim de que cada um(a) possa optar pelo número de filhos que desejar.

Essa posição neomaltusiana[1] se defronta com a dos políticos da oposição, que com freqüência se colocam no outro extremo, criticando em bloco quaisquer medidas de planejamento familiar, alegando ser o excesso de população a menos importante das causas da miséria de nosso povo. Mais bem dito, se amanhã não nascesse mais nenhuma criança, nem por isso estaria resolvida nossa profunda crise social.

Denunciam também essa política como uma imposição do Fundo Monetário Internacional (FMI), que estaria condicionando empréstimos bancários ao Brasil a uma ação no sentido de um programa de política demográfica.

Há uma realidade: a população brasileira afasta-se cada dia mais do campo, da zona rural, superpovoando as grandes cidades. No ano 2000 seremos 200 milhões, sendo 140 milhões nas megalópoles, como Grande Rio, Grande São Paulo, Grande Porto Alegre, e apenas 60 milhões no interior.

A pergunta seria: reduzindo a população, esta retornará ao campo?

É preciso também reconhecer que há uma reprodução indiscriminada e contrária ao desejo das próprias mulheres, já que estas recorrem ao aborto com risco de vida, à esterilização irreversível e a um uso de anticoncepcionais sem atendimento médico específico, a fim de limitarem sua gravidez.

---

1 - Expressão muito empregada, que vem de Malthus, um economista inglês do século XVIII, divulgador das idéias de que o aumento da população era muito maior que o acréscimo de alimentos necessários, vendo no caso uma progressão geométrica contra uma progressão aritmética. Sua filosofia sofreu críticas por parte de pensadores socialistas, mas influenciou Darwin em seus princípios da seleção natural, isto é, da sobrevivência do mais forte.

Dividem-se os políticos no tocante à inclusão ou não do aborto entre as medidas de planejamento familiar, sendo alguns dos métodos conhecidos de contracepção abortivos, como já vimos, estando hoje proibidos.

Durante as últimas campanhas eleitorais, os partidos políticos de esquerda manifestaram-se por intermédio de seus candidatos a favor da descriminalização do aborto. Por outro lado, a Constituição finalmente aprovada em 1988 deixou margem para uma reforma do Código Penal nesse sentido, já que nela não foi incluída uma proposta definindo que a proteção aos direitos humanos era devida pela sociedade desde a concepção.

Movimentos sociais: "Pelo direito à vida" e movimentos feministas

O movimento social resulta da ação conjugada de um grupo, tendo como objetivo a preservação de instituições ameaçadas por outros movimentos sociais ou uma modificação da organização social vigente.

No primeiro caso, está o movimento pelo Direito à Vida – que deseja a criminalização do aborto voluntário, tal como existe.

No segundo, está o movimento de mulheres, que corresponde em seu estágio atual a uma corrente de pensamento que denuncia a posição de inferioridade do sexo feminino, como grupo, diante dos homens, em relação à sua participação no poder político – ponto crucial da tomada de decisões.

As mulheres reivindicam serem encaradas em prioridade como pessoas, como cidadãs na sociedade e, em segundo lugar, como potenciais gestantes. Reivindicam em decorrência que, aquelas que desejarem gestar filhos, contribuindo assim para a reprodução da coletividade, recebam de seu grupo social amplo apoio em todos os sentidos, até mesmo para o momento e o espaçamento dos nascimentos, assim como para tê-los no contexto de vida pelo qual optaram (solteiras, casadas, sozinhas ou com reconhecimento de paternidade).

Em relação à condenação ou descriminalização do aborto, vemos, portanto, que os dois pólos da sociedade são, em um extremo, os movimentos de mulheres (principalmente as feministas) apelando para "O direito ao próprio corpo" e, no outro extremo, o movimento que apela para "O direito à vida", ambos de cunho internacional, tendo este último sua origem em elementos da Igreja católica e outros grupos identificados com sua ideologia, e o primeiro em uma conscientização histórica das mulheres reagindo contra sua discriminação de modo geral.

Apesar de nenhum desses dois movimentos estar interessado na questão demográfica em si, mas sim tendo em vista seja a liberdade individual de cidadãos e cidadãs, seja uma questão filosófica sobre o que é a vida, são ambos com freqüência manipulados por políticas natalistas e antinatalistas que visam a aspectos econômicos, raciais e eugênicos, empregando estes ou aqueles argumentos conforme os interesses em jogo.

A diferença fundamental entre eles é que enquanto os adeptos do "direito à vida" consideram que o corpo da mulher grávida já não mais lhe pertence, mas sim à criança que vai nascer, a seu pai ou à sociedade, as feministas adeptas do "direito à livre escolha" afirmam que enquanto o feto não for viável, isto é, capaz de prosseguir em seu desenvolvimento fora do útero materno, a vida da mãe é prioritária, e como "vida" incluem as condições psíquicas, físicas e sociais para levar a termo a gravidez e dar nascimento a uma criança.

Este movimento "Pelo direito à vida" atua com mais intensidade nos países industrializados, pois existe lá o sentimento de medo de que sua população de origem européia, nórdica, branca, reduzindo seus índices de natalidade, se dissolva em uma população migrante vinda do mundo subdesenvolvido, de origem asiática, negra africana ou indígena latino-americana. Misturam-se então esses pruridos racistas, elitistas, com uma ideologia que defende a "vida" do feto desde a sua concepção.

Tomemos o exemplo do Canadá, onde atuam sob o nome de "Pro Vie" ou "Pro-Life". País de grande extensão ainda desabitado (mais que o Brasil), tem objetivos opostos sob o ângulo demográfico, pois lá querem mais bebês, não existindo problemas de miséria e superconcentrações urbanas. Há, portanto, nesse país, uma coincidência entre a defesa da ideologia que defende o direito do Estado sobre o corpo da mulher quando grávida e o destino demográfico, que em nível internacional lhe é determinado por um racismo latente, por ser uma população essencialmente branca e rica.

No Brasil e em outros países do Terceiro Mundo, esse movimento também é forte e altamente subvencionado por fontes internacionais, tradicionalistas. Manifestam-se aqui e em outras regiões do mundo por filmes, documentários pela televisão, matérias pagas em revistas de grande circulação, de campanhas junto à população e até mesmo recorrendo a métodos agressivos, como cartas anônimas e atos de violência. Tendo como objetivo combater a liberalização do aborto, depara com amplas contradições em nosso país. Não só porque se opõe a ele as correntes neomaltusianas nacionais e internacionais a que já me referi, como também a ele se opõe às lutas do movimento de mulheres, que defendem o direito de decisão sobre o próprio corpo.

É difícil compreender o alcance das frases "nosso corpo nos pertence", "filhos só os desejados", "contra a defesa da honra" e outras palavras de ordem do movimento feminista que surgem em grafites por toda parte, pois estes *slogans* relacionam-se a amplos aspectos da vida das mulheres, entre os quais se inclui o direito ao aborto.

Afirmam as militantes que não se pode falar em aborto sem falar em todos os outros fatores que contribuem para limitar o controle das mulheres sobre sua vida. Subentende-se aí a ausência de contracepção real, a falta de informação e a discriminação no acesso ao trabalho qualificado e aos poderes de decisão, entre outros aspectos já vistos.

O aborto é uma das maneiras de evitar um nascimento não desejado, e evidentemente só se recorre a ele quando a gravidez não pode ser evitada. Ora, a conseqüência da proibição do aborto é suprimir um dos meios de evitar os nascimentos não desejados, quer dizer, limitar a possibilidade para as mulheres de controlar sua reprodução (e, portanto, de serem donas de seu próprio corpo, de seu destino).

Assim como o aborto é um último recurso contra um nascimento que não pode ser evitado por outros meios, a proibição do aborto é o último recurso para impor às mulheres nascimentos pelos quais elas não se decidiriam necessariamente, se pudessem escolher. É apenas uma das medidas que retira das mulheres a possibilidade de escolher se querem ou não ser mães.

As mulheres são ideológica e culturalmente educadas para se casar e ter filhos, como objetivo máximo a ser alcançado. Isso está inscrito sob todas as formas na educação, no lazer, nos meios de comunicação que a rodeiam. As barreiras à contracepção e a proibição do aborto são apenas as formas mais extremas utilizadas no intuito de obrigá-las a terem crianças, e a culpabilizá-las por recusarem esse destino. Por que obrigá-las, por que essa necessidade de impor um gesto que poderia ser espontaneamente escolhido, a não ser porque as condições atuais da maternidade não são propícias a fazê-la desejada?

A mulher, com efeito, engravida e depois tem a responsabilidade exclusiva de criar e educar os filhos. Nem seu marido ou a sociedade assumem uma parte ou a totalidade do trabalho e do tempo necessários a essas crianças. Esse tempo e esse trabalho, que são totalmente tomados apenas da mãe, não são remunerados pela sociedade ou pelo marido. Assim sendo, a mulher fornece esse serviço em troca de nada, a não ser sua própria manutenção (naqueles casos em que o homem contribui com o orçamento doméstico). Essa manutenção é a mesma, quer ela tenha ou não filhos, quer ela tenha um ou vários filhos.

Para perpetuar a produção de crianças e sua educação com poucos gastos, quer dizer, sua produção e educação mantidas gratuitamente pelas mulheres, é necessário que essas não tenham escolha.

O fato de ter filhos não só constitui uma escravidão em si, mas ainda reforça a dependência econômica das mulheres em relação a seus maridos. Se as mulheres fossem livres para ter filhos, é evidente que não escolheriam tê-los em tais condições. Elas exigiriam não somente que a maternidade deixasse de ser mais um *handicap* para elas, mas ainda que fosse positivamente recompensada.

A produção de crianças (a perpetuação da espécie) sendo vital para toda a sociedade, o controle pelas mulheres de sua reprodução representa um poder político considerável.

As mulheres, possuindo esse poder, só aceitariam pôr filhos no mundo uma vez a maternidade não as impedisse de ser economicamente independentes, e uma vez que não as levasse mais a assumir sozinhas a responsabilidade exclusiva da criação dos filhos. O fato de suportar nove meses de gravidez seria então moral e materialmente retribuído de acordo com sua importância social.

Ou seja, o movimento feminista reivindica uma alteração total das estruturas econômicas e sociais de nossa sociedade, que repousa inteiramente hoje, para a reprodução dos seres humanos e para sua educação, sobre o trabalho gratuito.

Acrescento ainda que, além da gratuidade das tarefas exercidas pela mulher/mãe e suas substitutas, o mercado de trabalho complementar a essa atividade – educadoras, professoras primárias, atendentes de creches, empregadas domésticas – é essencialmente feminino e, portanto, mal remunerado.

Em poucas palavras

Espero que nesses capítulos tenhamos conseguido juntos(as) sobrevoar passado e presente, realidades, objetivos e, principalmente, emoções subentendidas na questão do aborto.

Resumindo, podemos afirmar que o desejo de interromper uma gravidez em determinado momento de sua vida é comum a todas as mulheres desde sempre, por toda parte. O ato de transformar esse desejo em prática também é universal e sempre existiu; de forma aberta ou semivelada em alguns povos, clandestinamente em outros.

As razões para que essa prática fosse lícita ou ilícita, no entanto, variaram de cultura para cultura, destacando-se entre essas razões aquela que é comum a todas: o desejo de manipulação da natalidade, visando a aumentar ou reduzir a população.

Essa manipulação direta sobre a reprodução visando a aumentar a natalidade, ou seja, aumenta a população, tem sido exercida basicamente de duas maneiras: de um lado, pelo estímulo psicossocial à maternidade, às mulheres, auxiliando-as e incentivando-as para que se tornem mães; de outro, atuando diretamente sobre o acesso a contraceptivos por parte das mulheres, retirando-lhes a possibilidade de evitar a concepção ou de interromper uma gravidez não desejada.

Quando, ao contrário, o intuito é o de redução da natalidade, o recurso é a limitação forçada do número de filhos por esterilização, pressão econômica sobre quem opta por maior número de gestações etc.

Não é a maternidade em si, porém, que se estimula, mas sim aquela que se enquadre em formas socialmente aceitas, isto é, sempre que um homem assuma a paternidade, em termos legais, de determinada criança.

As doutrinas religiosas enfatizam particularmente esse aspecto, e as culturas punem de uma forma ou de outra a mãe solteira, a criança sem pai, a "filha da mãe", a ilegítima, a bastarda etc.

Percorrendo a história da legislação sobre o aborto, veremos que este também quase sempre foi lícito quando visava a garantir os vínculos entre um homem e uma mulher determinados, defendendo o lar patriarcal de uma criança contra uma eventual fecundação por outro que não o pai social. Isto significa que, em última instância, quando a figura masculina legalmente responsável pelo feto está de acordo com a interrupção da gravidez, o aborto é acessível na maioria das culturas (este responsável é, às vezes, o genitor da mulher grávida).

É, portanto, sobre o aborto voluntário e decidido exclusivamente pela mulher que recaem o estigma e a punição. Não é o valor da vida que está em jogo, não é a questão de esclarecer se o embrião já é ou não uma vida humana, mas sim se a mulher tem ou não o direito de optar pela rejeição a uma maternidade.

Abordamos também por alto, nesses capítulos, a existência de movimentos sociais que tentam deslocar a questão do direito da mulher sobre seu corpo para uma questão filosófica sobre o momento em que o feto se torna "vivo".

Trata-se de uma forma de mistificar a opinião pública. Pretextando apelar para um legítimo sentimento de proteção à vida, negam, por outro lado, a existência real e prioritária de um indivíduo (ou, mais bem dito, uma indivídua), cujos direitos humanos adquiridos são anteriores àqueles de um ser potencial, que só se tornará viável a partir do desejo e do engajamento bio-psico-fisiológico desta mulher.

Indicações para leitura

Mujeres e iglesia – sexualidad y aborto en America Latina – Católicas por el Derecho a Decidir, Montevideo, Uruguay.

Conversando sobre Sexo – Suplicy, Marta, Vozes, 1983.

La Mujer Ausente – Derechos Humanos en el Mundo, Bunster, Ximenia et.al. Santiago, Chile.

Direitos Humanos e o Direito Constitucional e Internacional – Piovesan, Flávia, São Paulo, Max Limonade, 1996.

Violência de Gênero – Poder e Impotência, Saffioti – Helleieth I.B, Almeida, Rio de Janeiro, Revinter, 1993.

Rompendo o Silêncio – uma Fenomenologia Feminista do Mal – Gebara, Ivone, Petrópolis: Vozes, 2000.

Construção Jurídica das Relações de Gênero – Monteiro, Geraldo Tadeu Moniz, Rio de Janeiro/São Paulo, Renovar, 2003.

Breve História do Feminismo no Brasil – Teles, Maria Amélia de Almeida, São Paulo, Brasiliense 1993.

O Que É Violência Contra a Mulher? – Teles, Maria Amélia de Almeida & Melo, Mônica de, São Paulo, Brasiliense 2002.

Crimes Sexuais e Sistema de Justiça – Vargas, Joana Domingues, IBCCRIM, São Paulo, 2000.

Danda Prado

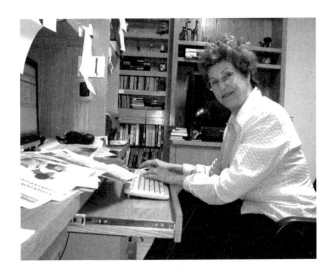

Privilegiada por nascer em "berço nobre", filha de intelectual comunista de tradicional família paulistana e de empresária da burguesia cobiçada por sua beleza. Educada por governantes alemãs, essa era a língua corrente em minha infância. Ser filha de Caio Prado Jr. teve inúmeros momentos intensos, marcados pelo sofrimento de suas inúmeras prisões e exílio na França com mulher e filhos, permitindo a familiaridade com mais uma língua. Foi dele a herança intelectual de esquerda.

Tenho duas filhas e um filho (com 2 netas e 2 netos), frutos de um casamento formal de 15 anos. Graduei-me na USP, fiz pós-graduação em Columbia, Nova York, e doutorado em Paris VII. Participei inicialmente em movimentos radicais de esquerda e parti no início da década de setenta para Paris, em auto-exílio, com a incerteza de quando poderia retornar, privada do convívio com meus filhos.

Na capital francesa dei uma guinada em minha militância política, para começar minha atuação feminista, inicialmente sob a batuta de Simone de Beauvoir e das feministas francesas.

Desde então, tenho lutado pelos direitos e o respeito às mulheres, entre eles a sua opção pelo aborto, quando essa necessidade se impõe.

Até a década de noventa não tive cargos ou empregos longos, mas sim muitas funções, em inúmeras esferas. Fiz pesquisas, escrevi teses, cuidei de meus documentos, tratei com advogados e continuo brigando por meus direitos pessoais.

Morei por muito tempo no Rio de Janeiro e atualmente, em São Paulo, estou à frente da Brasiliense com minha sócia Maria Teresa Batista de Lima, mantendo a linha editorial e as idéias de Caio Prado Junior, meu pai e fundador da editora.

Coleção Primeiros Passos
Uma Enciclopédia Crítica

- ABORTO
- AÇÃO CULTURAL
- ACUPUNTURA
- ADMINISTRAÇÃO
- ADOLESCÊNCIA
- AGRICULTURA SUSTENTÁVEL
- AIDS
- AIDS - 2ª VISÃO
- ALCOOLISMO
- ALIENAÇÃO
- ALQUIMIA
- ANARQUISMO
- ANGÚSTIA
- APARTAÇÃO
- ARQUITETURA
- ARTE
- ASSENTAMENTOS RURAIS
- ASSESSORIA DE IMPRENSA
- ASTROLOGIA
- ASTRONOMIA
- ATOR
- AUTONOMIA OPERÁRIA
- AVENTURA
- BARALHO
- BELEZA
- BENZEÇÃO
- BIBLIOTECA
- BIOÉTICA
- BOLSA DE VALORES
- BRINQUEDO
- BUDISMO
- BUROCRACIA
- CAPITAL
- CAPITAL INTERNACIONAL
- CAPITALISMO
- CETICISMO
- CIDADANIA
- CIDADE
- CIÊNCIAS COGNITIVAS
- CINEMA
- COMPUTADOR
- COMUNICAÇÃO
- COMUNICAÇÃO EMPRESARIAL
- COMUNICAÇÃO RURAL
- COMUNDADE ECLESIAL DE BASE
- COMUNIDADES ALTERNATIVAS
- CONSTITUINTE
- CONTO
- CONTRACEPÇÃO
- CONTRACULTURA
- COOPERATIVISMO
- CORPO
- CORPOLATRIA
- CRIANÇA
- CRIME
- CULTURA
- CULTURA POPULAR
- DARWINISMO
- DEFESA DO CONSUMIDOR
- DEFICIÊNCIA
- DEMOCRACIA
- DEPRESSÃO
- DEPUTADO
- DESIGN
- DESOBEDIÊNCIA CIVIL
- DIALÉTICA
- DIPLOMACIA
- DIREITO
- DIREITO AUTORAL
- DIREITOS DA PESSOA
- DIREITOS HUMANOS
- DIREITOS HUMANOS DA MULHER
- DOCUMENTAÇÃO

Coleção Primeiros Passos
Uma Enciclopédia Crítica

DRAMATURGIA
ECOLOGIA
EDITORA
EDUCAÇÃO
EDUCAÇÃO AMBIENTAL
EDUCAÇÃO FÍSICA
EMPREGOS E SALÁRIOS
EMPRESA
ENERGIA NUCLEAR
ENFERMAGEM
ENGENHARIA FLORESTAL
ESCOLHA PROFISSIONAL
ESCRITA FEMININA
ESPERANTO
ESPIRITISMO
ESPIRITISMO 2ª VISÃO
ESPORTE
ESTATÍSTICA
ESTRUTURA SINDICAL
ÉTICA
ETNOCENTRISMO
EXISTENCIALISMO
FAMÍLIA
FANZINE
FEMINISMO
FICÇÃO
FICÇÃO CIENTÍFICA
FILATELIA
FILOSOFIA
FILOSOFIA DA MENTE
FILOSOFIA MEDIEVAL
FÍSICA
FMI
FOLCLORE
FOME
FOTOGRAFIA

FUNCIONÁRIO PÚBLICO
FUTEBOL
GASTRONOMIA
GEOGRAFIA
GEOPOLÍTICA
GESTO MUSICAL
GOLPE DE ESTADO
GRAFFITI
GRAFOLOGIA
GREVE
GUERRA
HABEAS CORPUS
HERÓI
HIEROGLIFOS
HIPNOTISMO
HISTÓRIA EM QUADRINHOS
HISTÓRIA
HISTÓRIA DA CIÊNCIA
HISTÓRIA DAS MENTALIDADES
HOMEOPATIA
HOMOSSEXUALIDADE
IDEOLOGIA
IGREJA
IMAGINÁRIO
IMORALIDADE
IMPERIALISMO
INDÚSTRIA CULTURAL
INFLAÇÃO
INFORMÁTICA
INFORMÁTICA 2ª VISÃO
INTELECTUAIS
INTELIGÊNCIA ARTIFICIAL
IOGA
ISLAMISMO
JAZZ
JORNALISMO

Coleção Primeiros Passos
Uma Enciclopédia Crítica

JORNALISMO SINDICAL	NAZISMO
JUDAÍSMO	NEGRITUDE
JUSTIÇA	NEUROSE
LAZER	NORDESTE BRASILEIRO
LEGALIZAÇÃO DAS DROGAS	OCEANOGRAFIA
LEITURA	OLIMPISMO
LESBIANISMO	ONG
LIBERDADE	OPINIÃO PÚBLICA
LÍNGUA	ORIENTAÇÃO SEXUAL
LINGÜÍSTICA	PANTANAL
LITERATURA INFANTIL	PARLAMENTARISMO
LITERATURA DE CORDEL	PARLAMENTARISMO MONÁRQUICO
LIVRO-REPORTAGEM	PARTICIPAÇÃO
LIXO	PARTICIPAÇÃO POLÍTICA
LOUCURA	PEDAGOGIA
MAGIA	PENA DE MORTE
MAIS-VALIA	PÊNIS
MARKETING	PERIFERIA URBANA
MARKETING POLÍTICO	PESSOAS DEFICIENTES
MARXISMO	PODER
MATERIALISMO DIALÉTICO	PODER LEGISLATIVO
MEDICINA ALTERNATIVA	PODER LOCAL
MEDICINA POPULAR	POLÍTICA
MEDICINA PREVENTIVA	POLÍTICA CULTURAL
MEIO AMBIENTE	POLÍTICA EDUCACIONAL
MENOR	POLÍTICA NUCLEAR
MÉTODO PAULO FREIRE	POLÍTICA SOCIAL
MITO	POLUIÇÃO QUÍMICA
MORAL	PORNOGRAFIA
MORTE	PÓS-MODERNO
MULTINACIONAIS	POSITIVISMO
MUSEU	PRAGMATISMO
MÚSICA	PREVENÇÃO DE DROGAS
MÚSICA BRASILEIRA	PROGRAMAÇÃO
MÚSICA SERTANEJA	PROPAGANDA IDEOLÓGICA
NATUREZA	PSICANÁLISE 2ª VISÃO

Coleção Primeiros Passos
Uma Enciclopédia Crítica

PSICODRAMA
PSICOLOGIA
PSICOLOGIA COMUNITÁRIA
PSICOLOGIA SOCIAL
PSICOTERAPIA
PSICOTERAPIA DE FAMÍLIA
PSIQUIATRIA ALTERNATIVA
PUNK
QUESTÃO AGRÁRIA
QUESTÃO DA DÍVIDA EXTERNA
QUÍMICA
RACISMO
RÁDIO EM ONDAS CURTAS
RADIOATIVIDADE
REALIDADE
RECESSÃO
RECURSOS HUMANOS
REFORMA AGRÁRIA
RELAÇÕES INTERNACIONAIS
REMÉDIO
RETÓRICA
REVOLUÇÃO
ROBÓTICA
ROCK
ROMANCE POLICIAL
SEGURANÇA DO TRABALHO
SEMIÓTICA
SERVIÇO SOCIAL
SINDICALISMO
SOCIOBIOLOGIA
SOCIOLOGIA
SOCIOLOGIA DO ESPORTE
STRESS
SUBDESENVOLVIMENTO
SUICÍDIO
SUPERSTIÇÃO
TABU
TARÔ
TAYLORISMO
TEATRO
TEATRO INFANTIL
TEATRO NÔ
TECNOLOGIA
TELENOVELA
TEORIA
TOXICOMANIA
TRABALHO
TRADUÇÃO
TRÂNSITO
TRANSPORTE URBANO
TROTSKISMO
UMBANDA
UNIVERSIDADE
URBANISMO
UTOPIA
VELHICE
VEREADOR
VÍDEO
VIOLÊNCIA
VIOLÊNCIA CONTRA A MULHER
VIOLÊNCIA URBANA
XADREZ
ZEN
ZOOLOGIA

Impressão

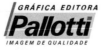

www.pallotti.com.br